Hendrik Streeck
Unser Immunsystem

HENDRIK STREECK

UNSER IMMUNSYSTEM

Wie es Bakterien, Viren & Co. abwehrt
und wie wir es stärken

Unter Mitarbeit von Heike Wolter

Mit 76 Schwarz-Weiß-Abbildungen vom Autor

Mehr über unsere Autorinnen, Autoren und Bücher:
www.piper.de

Von Hendrik Streeck liegen im Piper Verlag vor:
Unser Immunsystem
Hotspot

Inhalte fremder Webseiten, auf die in diesem Buch (etwa durch Links) hingewiesen wird, macht sich der Verlag nicht zu eigen. Eine Haftung dafür übernimmt der Verlag nicht.

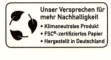 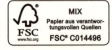

ISBN 978-3- 492-07097-3
5. Auflage 2021
© Piper Verlag GmbH, München 2021
Satz: Eberl & Koesel Studio, Altusried-Krugzell
Gesetzt aus der Minion Pro
Litho: Lorenz & Zeller, Inning am Ammersee
Druck und Bindung: GGP Media GmbH, Pößneck
Printed in Germany

Inhalt

Kein Platz für Fremde – Eine Einleitung 9
  Wo einheimische Bakterien regieren – Auf der Haut 11
  Schutz durch tote Zellen – In der Haut 14
  Hornhaut beim Küssen? – Die Wunderwaffe Speichel 16
  Von Fischschuppen und Tierpelzen – Mustererkennung 21
  Völker, hört die Signale! – Abwehrkampf der Zellen 23

Die Armee des Körpers 27
  Ziemlich spezifisch, so eine unspezifische Immunantwort – Das angeborene Immunsystem 27
  Am besten Musterschüler werden – Oder: Die spezifische Immunantwort 34

Die Orte des Immunsystems 55
  Die Nymphe Lympha – Unsere Filteranlage 55
  Wo die Immunarmee ihre Bahnen zieht – Im Blut 57
  Geburtsstation der Zellen – Im Knochenmark 60
  Vom Goldlöckchen und den drei Bären – Die T-Zell-Schule 62
  Hier wird gesiebt – Die Milz 65
  Keine Toleranz bei Intoleranz! – Immuntoleranz 66
  Das Fremde in uns – Wo sich das Immunsystem anpasst 67
  100 Trillionen Organismen – Das Mikrobiom im Darm 69

Der potenziell tödliche Apfel –
Immuntoleranz im Mund ... 71

Die Herausforderer ... 73
Helfer, die gern mal die Seite wechseln – Bakterien ... 74
Gefährliche Unbekannte – Viren ... 91
Schmarotzer mit Ekelfaktor – Parasiten ... 115
Mit Vorsicht zu genießen – Pilze ... 127

Immundefekte ... 133
Der Junge in der Plastikblase –
Wenn die Abwehr fehlt ... 133
Betreten verboten! – Erworbene Immundefekte ... 136
Cosmas und Damian – Immunologische
Nebenwirkungen ... 138

Überschießendes Immunsystem ... 141
Hatschi! – Allergien ... 141
Kampf gegen sich selbst – Autoimmunerkrankungen ... 151

Tumorerkrankungen ... 159

Vom Embryo bis zum Greis ... 163
Man lernt nie aus – Die Ausbildung des
eigenen Immunsystems ... 163
Fest im Leben – Ein stabiles Immunsystem ... 167
Von nun an geht's bergab – Die Alterung des
Immunsystems ... 168

Die Unterstützer ... 171
Antibiotika, Antimykotika, Antiparasitika und
Virostatika – Gegenmittel ... 172
Training für das Immunsystem – Impfungen ... 180
Zugabe bitte! – Immuntherapien ... 190

Hausmittel	197
Großmutters Rat – Hilfe im Akutfall	198
Nicht nur Lachen hält gesund – Eine immununterstützende Lebensweise	205
Ein bisschen Dreck hat noch keinem geschadet – Hygiene	208
Besser nicht! – Was man vermeiden sollte	212
Für eine universelle Gesundheit – Ein Ausblick	217
Dank	221

Kein Platz für Fremde – Eine Einleitung

»Mich hat's voll erwischt!«, knarrte es mir vom Sofa entgegen, als ich ins Wohnzimmer unserer WG trat. Ich identifizierte die Stimme rasch: Tilmann, angehender Jurist. Er saß auf dem Sofa, eingemummelt in eine Wolldecke. Aha, ein schwerer Fall von Männergrippe.

Ich ahnte, was nun kommen würde. Ich war damals Medizinstudent im vierten Semester, und wenn ich meinen Tag nicht gerade damit verbrachte, aus dicken Schinken Lateinisches zu pauken, wurde ich gerne von meinen Mitbewohnern als Ersatzarzt benutzt. Schon beim Betreten der Wohnung war mir klar gewesen: Hausbesuch. Verrotzte Taschentücher lagen verstreut auf dem Boden. Auf freundliche Nachfrage erklärte der Patient: »Mir brummt der Schädel.« Er stöhnte auf: »Und aus meiner Nase laufen Sturzbäche. Mein Hals kratzt, als wenn da Hämorrhoiden drin wären.« Wehleidig starrte er vor sich hin. »Ich sterbe.«

»Nein, tust du nicht«, entgegnete ich bestimmt. »So ein Schwachsinn. Du hast einfach einen kleinen Infekt.« »Mann, ich hab' in drei Tagen meine Prüfung, ich kann jetzt nicht krank sein. Kannst du mir nicht etwas geben, damit ich schnell wieder gesund werde?«, drängelte er. »Tut mir leid, da kann ich nicht viel machen. Da wird sich dein Immunsystem schon selber durchboxen.«

»Immunsystem, wenn man es braucht, ist es nicht da.« Missmutig zog er die Schultern hoch. Noch bevor ich etwas erwidern konnte, fragte er vorsichtig interessiert: »Und wie soll das funktionieren?« Ich seufzte. Eigentlich musste ich noch mein Augenpraktikum nachbereiten, aber das konnte auch noch ein bisschen warten.

Ich begann also: »Weißt du, Tillmann, das Immunsystem ist eines der kompliziertesten und faszinierendsten Bestandteile des Körpers. Das Verblüffende ist: Dieses Organ hat keinen festen Wohnsitz im Körper, wie zum Beispiel der Darm oder das Gehirn. Nein, es ist überall zu Hause. Was es macht, sagt schon sein Name: Es hilft uns, ›frei von‹ etwas – auf Latein immunis – zu bleiben. Tagein, tagaus verteidigt es unseren Körper gegen Eindringlinge. Oder, etwas weniger spektakulär gesagt: Es setzt sich für uns mit der Umwelt auseinander. Meist ohne dass wir es bemerken. Überwiegend unauffällig und leise perfektioniert das Immunsystem unser persönliches Hospitality Management. Willkommenskultur ist dabei meist nicht angesagt. Nach dem Motto: Better safe than sorry. Rasch und zielgenau unterscheidet das Immunsystem Eigenes und Fremdes. Bekanntes und Unbekanntes. Willkommenes und Gefährliches.

Wenn eine richtige Krise angesagt ist, bekommen wir das mit. So wie du gerade. Jetzt werden alle verfügbaren Ressourcen abgezogen, um den Erreger in mehreren Verteidigungslinien zu bekämpfen. In diesem Moment ist fassbar und spürbar, dass unser Immunsystem arbeitet. Sonst tut es eher im Stillen seinen Dienst. Mithilfe von Abermillionen kleinen Unterstützern sorgt es für unser Überleben. Das Immunsystem ist ein über Jahrmillionen stetig perfektioniertes System. Gleichzeitig ist es anfällig und verletzlich – und verdient somit unsere ganze Beachtung und Unterstützung.«

Mittlerweile waren auch die anderen WG-Mitglieder nach Hause gekommen, hatten gekocht und lümmelten nun alle im Wohnzimmer herum.

Am Tisch saß zu meiner Linken Susanne, die Kunst und Geschichte auf Lehramt studierte, sich bei Amnesty International engagierte und nur ab und zu in der WG auftauchte. Sie hatte seit einiger Zeit einen FWB, Friend with benefits. Pikanterweise handelte es sich um einen bekannten Fußballspieler. Susanne verbrachte die meiste Zeit in seinem Loft. Ähnlich abwesend war Markus, der höchstens zum Essen rauskam und jetzt rechts am Tisch Nudeln in sich hineinschaufelte. Er war unser Langzeitsoziologiestudent, was daran lag, dass er sich mehr in seiner virtuellen Welt aufhielt als anderswo. Die meiste Zeit des Tages verbrachte er in seinem leicht müffelnden, verdunkelten Zimmer. Sandra, die pummelige BWL-lerin, saß auf dem Boden und sortierte ihre Uni-Mitschriften. Dabei seufzte sie hin und wieder, um dann kopfschüttelnd weitere Blätter aus ihrer großen Kramtasche zu holen. Den Kreis beschloss Lisa, die uns regelmäßig daran erinnerte, mal zu chillen. Sie studierte, wie Tilmann, Jura, war allerdings der Meinung, dass sich die Anstrengungen dieses Studiums nur mit Kiffen aushalten ließen. Da ich gerade so gut im Fluss war, schloss ich, es noch ein bisschen spannender zu machen. Als ich von einer täglichen Alieninvasion sprach, war mir die Aufmerksamkeit aller sicher.

Ich habe mir dieses Szenario natürlich nur ausgedacht, um anhand dessen unsere typischen Berührungspunkte mit dem Immunsystem zu verdeutlichen. Ein paar der Gespräche habe ich aber tatsächlich geführt, darum kommt man als angehender Arzt in einer Studenten-WG wohl nicht herum.

Wo einheimische Bakterien regieren – Auf der Haut

Den auf dem Körper landenden Alienankömmling erwartet in einem tropischen Klima ein Gemisch aus toten Zellhaufen, zerklüfteten Spalten, unbekannten Seen, Wäldern – wunderbare Rückzugsmöglichkeiten und artgerechte Lebensräume für unzählige verschiedene heimische Bewohner. Hier ist oft kein Platz für einen anderen Erreger, der Einlass begehrt. Die Alteingesessenen sind zu Tausenden – der neue Erreger meist allein. Denn die erste Verteidigungslinie gegen fremde Ein-

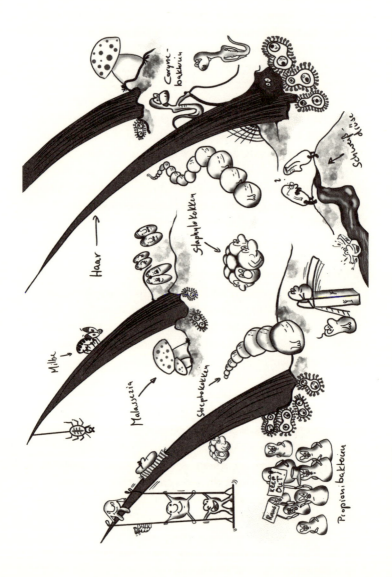

dringlinge sind noch nicht mal wir selber. Es sind Bakterien, denen unser Immunsystem erlaubt hat, in unserer Nähe zu wohnen. Das tut es nicht aus Zuneigung, sondern nur, wenn es sich einen klaren Nutzen davon verspricht.

Jene Einheimischen sind Bakterien, die in Frieden mit uns zusammenleben. Manche dieser Bakterien helfen uns sogar. Mit anderen Arten hingegen verbindet uns eine Hassliebe. Auf die sollten wir besonders achtgeben, denn sie tun uns grundsätzlich gut, können uns aber bei einem schlechten Immunstatus auch schaden. Was passiert, wenn das sorgsam austarierte Gleichgewicht (Equilibrium) gestört ist, wird im Kapitel *Helfer, die gern mal die Seite wechseln* klar.

Doch erst einmal zurück zum ungeheuren Nutzen der Bakterien auf der Haut. Sie engagieren sich nicht nur in der Verteidigung gegen äußere Angriffe, sondern produzieren sogar Stoffe, die unsere Haut schützen. Das können Enzyme sein, die Fremde direkt angreifen oder ein Milieu schaffen, in dem sich die Neuankömmlinge nicht wohlfühlen. Diese Bakterien haben sich ihr Revier sorgsam ausgesucht. Was auf der Nase lebt, ist nicht unbedingt glücklich mit der Witterung unter der Achsel. Bestimmte Bakterien im Darm mögen nicht die direkte Sonneneinstrahlung, die die Glatze verbrennen kann. Aber wo sich diese Bakterien einmal häuslich eingerichtet haben, entwickeln sie großen Besitzerstolz. Nur äußerst ungern werden Fremde reingelassen – glücklicherweise. Denn unserem Körper und unserem Immunsystem tut es gut, wenn hier schon einmal eine erste strenge Auswahl stattfindet.

Häufig verhungern die Alienbakterien einfach. Sie kriegen nicht genügend Nährstoffe ab, denn die ortsansässigen Bakterien haben ihre Versorgung perfektioniert und denken gar nicht daran zu teilen. Manchmal bleibt es nicht dabei, Fremde rüde vom Esstisch zu stoßen, einige der einheimischen Bakterien fressen die Neuankömmlinge sogar auf. Genüsslich verzehren sie deren Bestandteile, um sich selbst fortzupflanzen.

Damit dieses System nicht zerstört wird, sollten wir etwas

dazu beitragen, in Frieden mit »unseren Hautbakterien« zu leben. Wasser und Seife, aber natürlich auch Desinfektionsmittel sind dabei Freund und Feind zugleich. Eine allzu dreckige Haut erlaubt es neuen Bakterien, Fuß zu fassen, und kann so zu gefährlichen Infektionen führen. Zu viel Seife zerstört nicht nur die Umwelt der Bakterien, sondern tötet auch viele von ihnen direkt. Bakterien sind aber im Grunde so etwas wie soziale Tiere und leben in Kolonien. Sind sie nicht zusammen, werden sie unglücklich und wachsen schlechter.

Auch Make-up kann ein Grund dafür sein, dass sich einige Bakterien nicht mehr gut verbreiten. Es verändert das Milieu der Haut, weswegen die Bakterien ihrem einstigen Wohnort schweren Herzens Adieu sagen. Da gerade Stewardessen oft mehrere Stunden lang frisch und tadellos aussehen müssen, spricht man dabei manches Mal vom *Stewardess Disease*. Eindrucksvoll wird bei dieser unangenehmen Hautkrankheit klar: Wenn die guten Bakterien weg sind, droht noch Schlimmeres. Fremde Bakterien und Pilze besiedeln die freien Flächen und führen zu Bläschen. Vermehrte Pflege setzt dann einen Teufelskreis in Gang, denn was die Haut eigentlich braucht, sind nur Wasser und Luft.

Schutz durch tote Zellen – In der Haut

Haben es doch einmal ein paar Neuankömmlinge an der obersten Verteidigungslinie vorbeigeschafft, stoßen sie auf die Haut. Genauer gesagt auf das *Stratum corneum*, die Hornhaut – unsere zweite Verteidigungslinie. Die haben wir auf einem Großteil der Körperoberfläche. Nur ist sie an manchen Stellen ziemlich verdickt – beispielsweise an den Füßen, wenn die richtig beansprucht werden. Diese oberste Hautschicht besteht aus abgestorbenen Zellen, die schützend die lebenden bedecken. Ja, fast alles von außen Sichtbare an uns ist tot.

Auch Haare, Wimpern oder Fingernägel, die ebenfalls physische Barrieren bilden.

Apropos Haare – gemeint ist weniger die Pracht auf dem Kopf als der Haarmantel, der uns mehr oder weniger dicht am ganzen Körper umgibt. Für ankommende Erreger wirken Haare wie riesige Bäume, die den gröbsten Schmutz wegfangen. Wimpern sind dichte, weitverzweigte Wälder und Fingernägel sowie Hornhaut gleichen undurchdringlichen Gesteinsplatten. Zusammen mit den Flüssen aus Schweiß, Speichel und anderen Sekreten, die viele Hautareale mit heilendem und abwehrendem Inhalt umspülen, und den beschützenden Bakterien ist das ein wirklich unwirtliches, extraterrestrisches Terrain.

Aber es ist auch ein filigranes Biotop. Wenn es zerstört wird, kann das schlimme Folgen haben. Zerstört wird es übrigens nicht nur durch kleine und große Katastrophen – offene Wunden beispielsweise –, sondern vor allem durch zu häufiges Waschen mit Seife und anderen Reinigungsmitteln. Und somit sind wir wieder beim Säubern. Dabei sollten wir uns nicht falsch verstehen: Waschen an sich ist eine sehr gute Idee. Es entfernt nicht nur unangenehme Gerüche, sondern auch unliebsame Erreger. So wird in gesundem Maß die oberste Schicht mit dem Dreck entfernt. Unsere Mitbewohner auf der Haut verstecken sich derweil im zerklüfteten Gebiet. Danach kriechen sie schnell aus ihren Löchern und besiedeln die nun saubere Haut einfach wieder. Schlecht ist es aber, wenn mit Seife, Bürste und Desinfektionsmittel auch noch der letzte Winkel klinisch rein geputzt wird. Dann rottet man im schlimmsten Fall ganze Bakterienpopulationen aus. Was passiert, lässt sich leicht ausdenken: Für einige Stunden wendet sich die nackte Haut ohne schützende Bakterienbataillone der Welt zu. Erste Verteidigungslinie ade. Keine Schicht aus toten Zellen, die eine Schutzmauer bilden, und keine Sekrete, die die Zellen mit gesundem Material umspülen. Zweite Verteidigungslinie ade. Die Haut kann austrocknen und sich leichter infizieren.

Hornhaut beim Küssen? – Die Wunderwaffe Speichel

An ein paar Stellen macht unser Körper einen Sicherheitskompromiss: Bestimmte Hautareale sind nicht von Hornhaut bedeckt, sondern von Schleimhäuten. Das ist im Mund, in der Nase, an den Augen, an den Genitalien und am Darmausgang der Fall. Hier strecken wir der Welt unsere lebendigen Zellen entgegen, weil wir damit entweder etwas wahrnehmen wollen oder eine Körperöffnung brauchen. Essen wäre ganz schön fade, wenn unsere Zunge so dick wäre wie unsere Fußsohle. Ein Kuss würde sich anfühlen, als wenn sich zwei große Zehen berühren. Erst die Rezeptoren für den Tast- und den Wärmesinn, dicht an der Oberfläche liegend, zünden ein Feuerwerk an Gefühlsempfindungen. Gewiss stellt allerdings nicht die Lust am Küssen einen evolutionären Vorteil dar. Dass wir so genau mit den Lippen und der Zunge tasten und schmecken, ist wahrscheinlich dadurch entstanden, dass wir Nahrung so besser in gut und schlecht, spitz oder rund, lebend oder tot einteilen können. Auch durch ein Auge mit einer dicken Hornhautschicht zu schauen, würde wie der Blick durch eine Milchglasscheibe sein.

Um aber auch in diesen Zonen Eindringlinge abwehren zu können, hat der Körper zusätzliche Schutzmechanismen entwickelt: Erstens stapeln sich hier viele Zellen übereinander. Nach dem Motto: Stark befahrene Straßen gehören gut befestigt. Wo viel Austausch stattfindet, gibt es viele Zellen, die gestapelt übereinanderliegen. Zweitens werden diese Stellen von einem zähflüssigen Sekret umspült. Zum einen damit die Zellen nicht innerhalb von Minuten austrocknen, zum anderen hält dieses Sekret eine Reihe an nützlichen Raffinessen bereit, aber auch angepasste Bakterien machen das Eindringen sehr viel schwerer.

Am besten lässt sich das am Speichel erklären. Jeder von uns produziert etwa 1,5 Liter pro Tag davon. Genau, eine große Colaflasche Speichel – eine merkwürdige Vorstellung. Speichel ist aber eine wahre Wunderflüssigkeit. Eine wichtige Rolle spielen seine Bestandteile bei der Zerkleinerung der Nahrung. Zusätzlich muss er die Mundhöhle befeuchten, denn nur so bleiben die nackten, ungeschützten Zellen am Leben und nur so können wir schlucken, schmecken und sprechen. Und Neuankömmlinge abwehren, die im Körper nichts zu suchen haben, soll er auch noch.

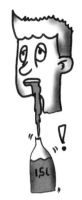

Als Multitalent ist der Speichel gefüllt mit verschiedenen Enzymen, die sich auf ihre Aufgabe spezialisiert haben. Wie zum Beispiel das Lysozym, das die Zellwände bestimmter Bakterien direkt angreift. Andere Enzyme hungern diese Aliens aus, wie Lactoferrin, das Eisen wegfängt, damit fremde Bakterien weniger gut wachsen und sich vermehren können. Denn auch sie brauchen, wie wir, Eisen zum Leben. Dann ist da noch das Histatin, das die Vermehrung von Bakterien und Pilzen hemmt. Hinzu kommt eine ganze Armada an Antikörpern, die sich auf die Eindringlinge stürzt und diese zum Gefressenwerden markiert oder gleich neutralisiert. Diese Antikörper sind zwillingsförmige Warndreiecke, die auf gefährlichen Strukturen angebracht werden, damit körpereigene Zellen sie leichter erkennen und wegräumen können. Weil diese Warndreiecke auch noch ordentlich groß sind, beeinträchtigen sie die Bewegungsfähigkeit der markierten Bakterien im zähflüssigen Schleim. Wie Tausende Kletten hängen sie am Erreger und halten ihn so lange fest, bis er von einer Verdauungszelle befreit und aufgegessen wird. Aber dazu später mehr.

Eine recht gute Abwehrtinktur – kein Wunder, dass eine Volksweisheit empfiehlt, Spucke auf Wunden oder Insektenstiche zu geben. In der Tat ist Speichel eine schnelle Erste-Hilfe-Wunddesinfektion. Mit einer Einschränkung: Er wirkt

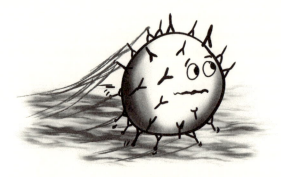

nur bei einem selber. Antibakteriell, antimykotisch – gegen Pilze gerichtet –, antiviral. Aufgrund der individuellen Beschaffenheit der Mundflora bei jedem Menschen, die sich zum Beispiel durch Essgewohnheiten einstellt, kann aber das, was für einen selber gut ist, beim anderen zu einer gefährlichen Blutvergiftung führen. Also aufgepasst: Spucke ja, Muttis Spucke nein!

So wie der Speichel sind auch andere Schleimhäute und Schleimsekrete immer bereit, unseren Körper zu verteidigen. Enzyme und Antikörper sowie eine ausgewogene Flora aus Bakterien helfen dabei. Zusätzlich haben sich an den verschiedenen Öffnungen des Körpers spezialisierte Eigenschaften entwickelt, um Erreger und anderen Schaden abzuwehren. Eine kleine Reise durch den Körper zeigt, wie sie wirken.

Die Nasenschleimhaut fängt zum Beispiel den groben Schmutz bereits mit den Borsten in der Nase ab. Richtig! Die lästigen Nasenhaare haben sogar eine Funktion. Kaum hat die Atemluft die Nase passiert, gelangt sie durch die Luftröhre in die Lunge. Hier befindet sich unter dem Sekret ein hauchdünner Pelz aus schlagenden Zellen, das Flimmerepithel. Das sind spezialisierte Zellen, die in einer Art Haar enden. Sie wedeln beständig in eine Richtung und transportieren den Schmutz, der in die Lunge gelangt ist, oder auch alte Zellen,

Bakterien und alles, was nicht in die Lunge gehört, nach oben, sodass es entweder ausgehustet oder runtergeschluckt wird. Im Schleim befinden sich die üblichen Verdächtigen: Antikörper, die markieren, Lysozyme, die die Oberflächen von Bakterien zersetzen, Lactoferrin, das das Wachstum hemmt, und weitere Inhibitoren, die den Fremden das Weiterleben schwer machen.

Was nicht Richtung Lunge unterwegs ist, nimmt beim Eindringen in den Körper womöglich eine andere Autobahn zur Einreise: durch den Mund in die Speiseröhre, die ihrerseits in den Magen mündet. Dort erwarten fremde Erreger unangenehme Bedingungen. Die Magensäure macht mit den meisten Neuankömmlingen kurzen Prozess. Sie hat einen pH-Wert von nahezu eins. Ätzender geht es fast nicht. Alles, was dort reinfällt, wird zersetzt, außer es hat spezielle Schutzvorrichtungen oder kommt in so großer Zahl, dass doch mal einige wenige überleben und weiter unten im Darm aufblühen können. Die Schleimhaut im Magen ist weniger dazu da, dem Fremden den Garaus zu machen – das kann die Magensäure zumeist effektiver erledigen. Hier muss der Körper vor der selbst produzierten Säure geschützt werden.

Erreger und alles andere, was auch nach der Magenpassage noch da ist, begegnen im Darm der gleichnamigen Schleimhaut. Und – man ahnt es schon – hier geht es weiter wie gehabt: Ein Epithel mit kleinen Noppen – Villi – besetzt, um die Nährstoffe gut aufnehmen zu können, Schleim und seine Inhaltsstoffe sorgen nicht nur dafür, dass die Speisen zerkleinert und für den Körper in annehmbarer Form aufgenommen werden können, sondern sind auch für das Immunsystem zentral. Dabei haben die Abschnitte sowohl bei der Zerkleinerung und Nahrungsaufnahme unterschiedliche Aufgaben, als auch für das Immunsystem. Vor allem im Dünndarm patrouillieren und regulieren rege Immunzellen. Je weiter es nach unten geht, desto mehr nimmt die Darmflora, die aus Hunderten Bakterien besteht, zu. Diese helfen uns nicht nur in der Nahrungsaufnahme und Bereitstellung von zum Beispiel Vitamin K, sondern lassen schlicht den anderen Bakterien keinen Platz, um sich hier niederzulassen.

Eine besondere Schleimhaut ist die bei Frauen vorkommende Vaginalschleimhaut. Während die Grundfunktion der anderer Schleimhäute entspricht, gibt es eine Besonderheit: Die Zusammensetzung des Vaginalsekrets verändert sich regelmäßig – im Laufe des Menstruationszyklus – und bei besonderen Anlässen – in der Schwangerschaft. Auch das Alter spielt aufgrund der sich wandelnden Hormonlage eine wesentliche Rolle: vor allem für die Dicke der Vaginalschleimhaut und ihre Fähigkeit, ihre Funktion im Immunsystem zu erfüllen. Wie sensibel die Schleimhaut auf Einflüsse von außen reagiert, zeigt sich für Betroffene oft an der Folge von Antibiotikaeinnahmen: Das Medikament lässt Bakterien sterben – schlechte wie gute. Die guten sind vor allem die Lactobazillen, deren Fehlen Pilzinfektionen begünstigt.

Schleimhäute können also durch unser Verhalten in ihrer Funktion für ein gesundes Immunsystem unterstützt werden. Sie zu strapazieren, kann hingegen unangenehme Auswirkungen haben. Schafft es ein Bakterium doch einmal durch die obersten Verteidigungslinien der Haut und hat die physischen Barrieren der Hornhaut zum Beispiel durch eine Hautverletzung überwunden, erwartet es nicht nur ein lebenswerteres Terrain, sondern auch eine Armee des Körpers, die einem Eindringling nicht einfach so das Feld überlässt: die Immunzellen. Sie gehen üblicherweise strategisch vor. Kein Stimmenwirrwarr, kein Chaos, sondern konzertierte Aktion. Aber erst mal muss Alarm geschlagen werden, damit die Armee des Körpers losmarschieren kann. Hierfür ist die unspezifische Reaktion zuständig und allen voran die Mustererkennung.

Von Fischschuppen und Tierpelzen – Mustererkennung

Jeder tut es, um Informationen zu organisieren. Manche können es besser als andere. Das ist ihr Vorteil. Die Rede ist von Mustererkennung oder – englisch – *Pattern Recognition*. Der Sinn dieser Fähigkeit liegt auf der Hand: Wenn Muster rasch und sicher erkannt werden, können schneller passende Reaktionen eingeleitet werden. Im menschlichen Körper gibt es zahlreiche Rezeptoren, die Muster erkennen, die nicht zum Körper gehören. Hierdurch kann der Körper rasch entscheiden: Ist das, was da gerade vorbeikommt, hier richtig? Oder haben wir diesen Kandidaten noch nie gesehen? Bildlich gesprochen: Was zu einem Rüssel oder einer Schuppe gehört, mag vom nächsten Elefanten oder Fisch stammen, ist aber ganz sicher nichts Eigenes. Die Entscheidung ist demnach einfach: weg damit!

Für diesen unschätzbaren Dienst braucht es Rezeptoren, die die Sortierung vornehmen. An die Entdeckung einiger dieser Strukturen kann sich eine Frau wahrscheinlich noch ganz genau erinnern – die Biologin und Biochemikerin Christiane Nüsslein-Volhard. Sie arbeitete viele Jahre mit der Fruchtfliege *Drosophila melanogaster*, einem Lieblingsobjekt der Genomforschung. Ihr Untersuchungsziel: herausfinden, wie die Entwicklung eines Embryos von den Genen gesteuert wird. Dann: eine spektakuläre unerwartete Entdeckung. Nüsslein-Volhard und ihr Kollege Eric Wieschaus entdeckten ein Gen mit einer bisher unbekannten Struktur. »Toll!«, rief sie aus und die beiden beschlossen, die Entdeckung humorvoll auch gleich so zu nennen. Es entstand schon bald die Bezeichnung Toll-like-Rezeptoren (kurz: TLR) für Rezeptoren, die in der Lage sind, Strukturen zu erkennen, die ausschließlich woanders, aber sicher nicht im Menschen vorkommen.

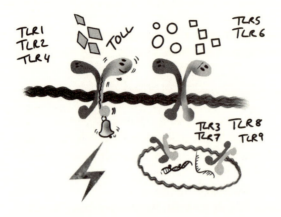

Im Laufe der Zeit erforschte man immer neue dieser Rezeptoren. Beim Menschen sind bisher 10 bekannt, insgesamt weiß man von 14 verschiedenen im Tierreich. Sie alle können bestimmte Fremdmerkmale ausmachen: TLR-2 beispielsweise erkennt den Stoff Zymosan und bemerkt daher genau, wenn sich Pilze in den Körper einschleichen wollen; TLR-5 erfasst Flagellin der Flagellen, das quasi die Schwimmflosse einiger Bakterien bildet; und TLR-7 hat sich unter anderem auf einzelsträngige RNA spezialisiert, die so nur bei Viren vorkommt. Daher ist dieser Rezeptor zusammen mit einigen anderen auch im Zellinneren lokalisiert, um eine mögliche Virusinfektion sofort nachzuweisen. Neben den Toll-like-Rezeptoren gibt es noch unzählige andere, die auf ihre spezielle Weise das angeborene Immunsystem triggern. Vergleichbar ist die Arbeit dieser Rezeptoren mit der eines Dermatologen, der auf den ersten Blick den Hautkrebs vom Furunkel zu unterscheiden weiß.

Da solche Rezeptoren, die allgemeine Regeln im Aufbau von Stoffen erkennen, in einfacheren und komplexeren Organismen existieren, nimmt man an, dass sie sich sehr früh in der Evolution entwickelt haben. Sie verschaffen der spezifischen Abwehr einen Zeitvorsprung und läuten derweil kräftig die Alarmglocken. Auf diesen Lärm hin wachen die Immunzellen des unspezifischen Systems auf, der Körper reagiert zunächst mit allgemeinen Maßnahmen. Das passiert durch eine Signalkette, die die aktivierten Toll-like-Rezeptoren anstoßen.

Völker, hört die Signale! – Abwehrkampf der Zellen

Ist das Bakterium im Körper angelangt und die ersten Alarmglocken schrillen, sind zumeist Fresszellen sofort zur Stelle. Die Makrophagen fallen über die Bakterien her und fressen sie auf. Nicht einmal vor Erregern, die ebenso groß sind wie sie selbst, haben sie Angst, und wenn sie sie nicht verdauen können, sind die Bakterien im Bauch der Fressenden oft zumindest erst mal unbeweglich. Die meisten Eindringlinge werden in den Fresszellen einfach in Stücke zerlegt. Wie das passiert, hat schon 1922 der britische Arzt Alexander Fleming entdeckt: Er fand ein Enzym im Nasensekret, das Bakterien tötet, indem es deren Hülle beschädigt. Dieses Enzym nannte er Lysozym. Lysozym ist das Hackebeil der Fresszellen. Multitaskingfähig wie die Fresszellen sind, senden sie während ihrer schweißtreibenden Vernichtungsarbeit zudem Botenstoffe aus und laden weitere Immunzellen ein, am Gelage teilzunehmen. Beispielsweise locken sie Monozyten an den Ort des Geschehens, die sich dort zu Makrophagen wandeln und so die Zahl und Schlagkraft der bereits vorhandenen erhöhen.

Doch neben den Makrophagen lockt auch das geschädigte Gewebe selber Immunzellen an. Stirbt eine Zelle, sendet sie vorher noch Signale aus. Unbemerkt von den Bakterien, ruft die Dahinsiechende in letzter Sekunde Hilfe herbei und hofft, dass der eigene Tod etwas Nützliches hat und gerächt werden könnte. Die Signale helfen, dass sich im Blut vorbeiströmende Fresszellen sowie bestimmte Blutzellen, Neutrophile, langsamer bewegen und an den Blutgefäßen kleben bleiben, weil sie bemerken, dass hier etwas nicht stimmt. Neugierig haften sie sich an die Wände des Blutgefäßes und drücken sich durch die Zellen ins Gewebe. Unterstützt wird dieser Prozess durch Wasser, das durch einen Botenstoff in das Gewebe einfließt und die Durchlässigkeit zwischen den Zellen erhöht.

So kommen alle dahin, wo sie am besten wirken können: Besonders engagiert sind dabei die Neutrophilen, die größte Gruppe der weißen Blutkörperchen. Sie sind die schnelle Eingreiftruppe mit einer Vielzahl an Funktionen. So können sie zum einen die Bakterien wie andere Fresszellen aufnehmen und zersetzen, bauen sich aber zum anderen auch palisadenartig im Kreis um die Bakterien auf und verhindern deren Durchdringen. Wenn sie im Todeskampf sterben, sind sie der Spiderman des Immunsystems und werfen ihre klebrige DNA, gespickt mit antibakteriellen Substanzen, wie ein Fangnetz über den Delinquenten. Der kann sich nicht mehr bewegen und wird langsam von den Substanzen im Netz zersetzt.

Da die Tätigkeit von Makrophagen, Monozyten und Neutrophilen oft nicht ausreicht, um das Bakterium zu besiegen, wird das Alarmsignal weitergegeben. Makrophagen und Neutrophile bilden damit das Inflammasom, das weitere Entzündungssignale aktiviert.

Diesen Prozess kann man sich als Postsystem vorstellen. Eine Post nur für Zytokine, die Botenstoffe in diesem chemotaktischen Prozess. Die Gruppe der Zytokine besteht unter anderem aus Chemokinen, Interferonen und Interleukinen. Ihren Alarm kennen wir alle. Chemokine fordern andere Immunzellen auf, sich zum Ort des Geschehens zu begeben, und sie helfen durch Wassereinlagerung, die sich als Schwellung bemerkbar macht, die Durchlässigkeit der Gewebezellen zu erhöhen. Sie sind die Einladung für andere Immunzellen zur Party. Interferone hingegen sind Hormone, die eine antipathogene Antwort stimulieren. Sie feuern gleichsam die Zellen an, sich zur Wehr zu setzen. Interleukine komplettieren das Alarmtrio, indem sie die Kommunikation zwischen den Immunzellen verbessern und für die klassischen Entzündungsreaktionen Fieber und Rötung sorgen. Hierfür ist vor allem das Interleukin-6 verantwortlich und es reichen tatsächlich wenige Moleküle aus, um Fieber entstehen zu lassen. Mit der Hilfe weiterer Botenstoffe kommuniziert Interleukin-6 über komplexe Schaltwege an unseren Wärmeregulator im Gehirn, dass eine höhere Körpertemperatur angebracht ist. Warum Fieber – zu einem gewissen Grad – sinnvoll ist, wird im Kapitel *Gut gewickelt* ausgeführt.

Wie die Signalkette funktioniert, lässt sich hervorragend an den Interferonen erklären: Diese Proteine – unterteilt in die Gruppen Alpha, Beta und Gamma mit verschiedenen Produktionsorten – haben vor allem antivirale Wirkung, werden aber auch bei anderen Erregern aktiviert. Sie sind nicht spezifisch, sondern arbeiten gegen zahlreiche verschiedene Erreger indem sie eine ganze Kaskade an antiviralen Proteinen in verschiedenen Zellen anwerfen. Das angeworfene Alarmprogramm in den bisher nicht infizierten Zellen schützt diese, sodass sie nicht mehr infiziert werden können. Mehr als 30 Eiweißverbindungen in der Alarmkaskade hat man schon identifiziert. Und das Beste daran ist: Das Ganze geschieht schnell – schließlich wird die Interferonausschüttung und -wirkung nicht zentral gesteuert, sondern lokal verarbeitet.

Bis dieser Weg erforscht war, brauchte es mehrere Jahrzehnte, nachdem Alick Isaacs und Jean Lindenmann vom Londoner Nationalen Institut für Medizinische Forschung schon 1957 entdeckt hatten, wo Interferone eigentlich herkommen. Sie fanden heraus, dass von Viren befallene Zellen selbst Interferone ausschütten. Aber auch spezialisierte Zellen des Immunsystems bilden Interferone, um umliegende Zellen zu warnen und sie zu ermutigen, Proteine zu produzieren, die Viren an der Vermehrung hindern. Was dann passiert, nennt sich Interferon-Signalkaskade, auf die die Zelle reagiert: Sie blockt die Verteilung des Virus innerhalb der Zelle, indem sie zum Beispiel die Bildung dafür nötiger Enzyme stoppt, oder sie zerstört freie Viren-RNA in der Zelle. Ein effektiver Mechanismus, denn entweder wird so die virale Reproduktion verlangsamt oder das Interferon treibt die infizierte Zelle in den raschen programmierten Zelltod – ein Kamikazeakt mit dem vornehmen Namen Apoptose.

Doch Interferone verdanken ihre Bekanntheit nicht allein diesem überzeugenden Mechanismus, sondern der Tatsache, dass im Laufe ihrer Erforschung weitere Fähigkeiten zutage traten. Sie haben nämlich auch therapeutischen Nutzen. Da Interferone die Zellteilung hemmen können, lässt sich so auch die Vermehrung erkrankter Zellen behindern. Früher wurde diese Eigenschaft im Zusammenhang mit chronischer Hepatitis, Genitalwarzen und sogar experimentell bei der Behandlung von Ebolapatienten genutzt, heute ist sie vor allem für die Krebsforschung von großem Interesse, wenn auch die Nebenwirkungen einer Interferontherapie nicht zu unterschätzen sind.

Die Armee des Körpers

Das Immunsystem ist eine Streitmacht des Körpers mit Spezialisten für jeden erdenklichen Einsatz. Einige der Protagonisten haben wir bereits kennengelernt. Viele aber noch nicht. Angeführt wird die Armee nicht von einem Oberbefehlshaber, sondern von vielen Generälen, die ihre Spezialtruppen zumeist bestens im Griff haben. Im menschlichen Körper gibt es zwei Arten von Streitkräften, die eng zusammenarbeiten: das angeborene und das erworbene Immunsystem. Beide Truppen gehen aus weitgehend undifferenzierten Stammzellen hervor – solchen, die in Teilen des lymphatischen Systems reifen, und solchen, die im Knochenmark ausdifferenziert werden. Die gesamte Armee arbeitet wie ein Orchester. Eigentlich sind alle irgendwie aktiv, reagieren mit- und aufeinander. Daher will man am liebsten alle gleichzeitig erwähnen.

Ziemlich spezifisch so eine unspezifische Immunantwort – Das angeborene Immunsystem

Das angeborene Immunsystem haben wir eben schon kennengelernt. Es ist die schnelle Eingreiftruppe des Immunsystems. Seine Zellen sind darauf spezialisiert, sofort zu reagieren – oft innerhalb von Minuten. Was per Mustererkennung als fremd identifiziert wird, löst einen Alarm aus. Oder es wird zum Abschuss freigegeben – es wird markiert, in Quarantäne geschickt oder gleich vernichtet. Auf diese Weise wird beispielsweise bei Zellen mit Geißeln (Flagellen) auf der Oberfläche, Polysacchariden und Viren-RNA Alarm ausgelöst – denn hier ist klar: So etwas kommt im Körper nicht vor. Zuständig dafür sind verschiedene Zellen, deren Wirken immer genauer bekannt wird. Erst 2011 ging der Nobelpreis für Medizin an drei Immunologen, die Teile des angeborenen Immunsystems genauer unter die Lupe nahmen.

Zum Fressen gern – Makrophagen

Makrophagen haben wir eben schon kennengelernt. Makrophagen sind Fresszellen – auch Phagozyten genannt (altgriechisch: *phagein* für essen) – und sitzen im Gewebe. Sie werden entweder bei akutem Bedarf dorthin geschickt oder – an besonders gefährdeten Stellen – schon vorsorglich dort platziert. Verletzlich sind besonders Regionen, die in engem Kontakt mit Stoffen der Außenwelt stehen: die Alveolen in der Lunge, weil durch die Luft immer mal auch Bakterien eingeatmet werden, und die Leber, da sie das Klärwerk des Körpers ist. Diese Riesenfresszellen – daher »makro« – machen kurzen Prozess mit Erregern, wenn sie sie als feindlich identifiziert haben.

Erkennt eine Makrophage einen Erreger, beginnt ein interessantes Verdauungsschauspiel: Sie umschließt ihn zunächst nach und nach mit seiner eigenen Haut – also der Zellmembran – und bildet daraus eine umhüllte Blase im Inneren der

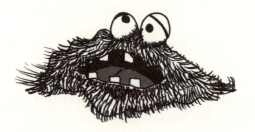

Zelle, das »Gefressene« – das *Phagosom*. Wenn dieser Prozess abgeschlossen ist, befindet sich der Erreger in einem Gefängnis ohne Ausbruchsmöglichkeit. Danach beginnt der Tötungsprozess. Ähnlich einer Spinne, die ihre Beute mit ihrem Netz umgarnt und dann Verdauungssäfte in sie spritzt, injiziert die Makrophage Lysosome mit zersetzenden Enzymen in das Erregergefängnis. Meist bedeutet dies den Tod des Erregers. Zurück bleiben die Reste. Doch warum wegwerfen, wenn noch etwas Brauchbares dabei ist. Lassen sich beispielsweise Aminosäuren noch zum Zellaufbau nutzen? Die werden verladen und wieder verbaut. Andere werden ins Blut gegeben, von denen sich weitere Zellen bedienen können.

Klingt nach einem perfekten System, hat aber Grenzen: Erstens gibt es im Körper nicht ausreichend Makrophagen, dass deren Fresstechnik alle Erreger abräumen könnte. Zweitens erkennen Makrophagen nicht alle Erreger auf Anhieb, vor allem wenn die Erreger nicht frei herumschwimmen, sondern in einer Zelle sind. Auch gibt es clevere Gegenspieler, die Abwehrmechanismen gegen diese Art der Zersetzung entwickelt haben, die wir noch kennenlernen werden.

Alarm, Alarm – Monozyten

Monozyten sind die Zellen, die zu Makrophagen werden, wenn sie die Blutbahn verlassen. Aber bereits im Blut haben sie ihr Fresspotenzial voll ausgebildet. Sie erkennen körperfremde Strukturen, nehmen sie auf und zerstören sie. Doch nicht nur das: Sie schlagen zugleich Alarm und aktivieren so andere Abwehrzellen. Ihre Botenstoffe sind hochwirksam und sehr schnell – allen voran verschiedene Interleukine, die an der Bekämpfung von Entzündungen beispielsweise durch Fieber beteiligt sind. Zusätzlich nehmen sie Teile der Erregerleiche und halten sie quasi aus dem Fenster. Gut sichtbar für andere Immunzellen, nach dem Motto: »Freunde, wenn ihr so etwas seht, bitte töten!« Wie das genau funktioniert, erfahren wir im Kapitel zu den Immunantworten.

Die Dreifaltigen – Granulozyten

Sie sind die dritte Art von Fresszellen im Bunde. Nun ja, zumindest einige von ihnen. Granulozyten werden nämlich in verschiedene Gruppen unterteilt. Wenn es vor medizinischen Fachbegriffen nur so wimmelt, ist man froh, wenn die Bezeichnung wenigstens bildhaft ist. Bei Granulozyten ist das so. Mit Blick auf das Wort denkt man gleich an »Granulat« und so ähnlich sehen diese Zellen auch aus. Unter der schützenden Zellhülle befinden sich lauter kleine Körnchen. Diese Granulozyten machen einen erheblichen Teil der weißen Blutkörperchen aus und haben ganz erstaunliche Fähigkeiten, wenn es um das Beseitigen großer Erreger – Parasiten, Würmer und Pilze – geht. Leider sind sie aber auch an der Allergieentstehung beteiligt.

Nach der Farbe ihrer Zellflüssigkeit bei einer Einfärbung für mikroskopische Untersuchungen werden drei Formen von Granulozyten unterschieden, die jeweils andere Aufgaben haben. Den größten Truppenteil stellen die billionenfach vorhandenen transparenten bis blassvioletten Neutrophilen. Neben den Monozyten und Makrophagen sind sie die Ersten, die zu einer Infektion gleich mit welchem Erreger gerufen werden. Nachdem die Monozyten Alarm geschlagen haben, die Makrophagen Bescheid gesagt haben oder die dendritischen Zellen einen Brandbrief geschickt haben, kommen sie, und sie kommen in Scharen. Neutrophile tun, derart stimu-

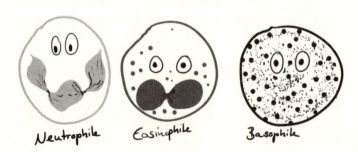

liert, alles, um dem Eindringling das Weiterkommen zu erschweren. Sie umzingeln den Erreger, versuchen, ihn aufzufressen, und sondern antibakterielle und antivirale Stoffe ab. Das Fressverhalten lässt sich mit dem der großen Makrophagen vergleichen, nur sind die kleineren Neutrophile natürlich schneller satt. Dafür greifen sie am Lebensende zu ihrer Wunderwaffe: Im Todeskampf stoßen sie ihre klebrige DNA wie ein Netz aus – und besiegeln so ihr Schicksal. Wie Spiderman, allerdings haben sie nur einen einzigen Schuss. Sie opfern sich für die gute Sache. Die Neutrophile umwickeln, verkleben und fesseln die Erreger, die zugrunde gehen, weil das Netz toxische Moleküle enthält.

Anders arbeiten ihre Kollegen, die roten Eosinophilen. Als Arbeitspartner haben sie die IgE-Antikörper. Wenn die Oberfläche eines Parasiten mit dem Antikörper gespickt ist, ist dies ein Signal für die Eosinophilen, hier tätig zu werden. Aus ihren Granula, den kleinen Körnchen im Zellinneren, entlassen sie eine giftige Substanz. Diese greift den Erreger an – und lockt weitere Eosinophile herbei, die sich auf eine gute Mahlzeit freuen. Denn manchmal naschen die Eosinophilen auch von den Erregern und werden daher auch zu den Fresszellen gezählt. Ob es jetzt daran liegt, dass wir durch Hygiene und medizinischen Fortschritt nur noch wenig in Berührung mit Parasiten kommen, oder ob andere Faktoren eine Rolle spielen – Eosinophile sind leider auch manchmal für den Menschen schädlich. Nämlich dann, wenn sich zum Beispiel durch Allergien Asthma entwickelt hat. In diesem Fall wird die Lunge durch die Inhaltsstoffe der Eosinophilen angegriffen. Aber auf Allergien und die Rolle des Immunsystems dabei gehen wir an anderer Stelle noch näher ein.

Die Dritten im Bunde sind die blauen bis violetten Basophilen. *Basophil* heißt eigentlich Base-liebend. Das bedeutet, dass sie vor allem mit basischen Färbstoffen gut sichtbar gemacht werden können. Entdeckt wurden sie von Paul Ehrlich, dem Namensgeber des Paul-Ehrlich-Instituts, der für diese

Entdeckung 1908 den Nobelpreis erhielt. Auch sie werden durch Antikörper aktiviert. Bevorzugt sieht man sie in der Haut, wenn Parasiten diese besiedeln – Flöhe und Zecken beispielsweise. Basophile senden Botenstoffe aus, die den anderen Immunzellen bei der Parasitenabwehr helfen. Vor allem jedoch spielen auch sie eine unrühmliche Rolle bei der Ausbildung von Allergien. Sie weiten die Haut und hemmen die lokale Blutgerinnung. Das in ihnen gespeicherte Histamin beispielsweise verursacht das Anschwellen des umliegenden Gewebes, Juckreiz und Rötungen – gut, wenn ein Erreger schuld ist und unschädlich gemacht werden soll, schlecht, wenn der Körper auf eigentlich harmlose Stoffe schießt.

Eine spezielle Form der Basophilen sind die Mastzellen. Es sind besonders nervöse, ins Gewebe eingewanderte Basophile. Dort schlagen sie wild um sich und wittern manchmal hinter harmlosen Stoffen tödliche Gefahren. Entsprechend gnadenlos gehen sie dagegen vor. Ursprünglich eine gute Idee: Wenn vor Tausenden von Jahren der Befall des Magen-Darm-Traktes mit Würmern oder anderen Parasiten mal wieder besonders schlimm war, dann ergab es Sinn, ganz deutlich zu werden. Das Gewebe schwoll an, Wasser wurde freigesetzt, um die Passage fester Bestandteile zu beschleunigen, die Muskulatur verkrampfte sich, Nerven wurden angeregt, für rhythmische Muskelkontraktionen nach oben – Erbrechen – und unten – Durchfall – zu sorgen, die Magensäureproduktion wurde hochgefahren. Doch mit der zunehmend saubereren Umwelt wurden die Mastzellen noch misstrauischer. Konnten nicht auch andere Stoffe potenzielle Gefahren sein? Nach dem Motto »Sicher ist sicher« entlädt die Mastzelle ihr großes Histaminreservoir mit allen unangenehmen Nebenwirkungen: Es juckt, es schmerzt, vielleicht verstopft die Nase und die Bronchien ziehen sich zusammen – alles Anzeichen einer allergischen Reaktion.

Wer gut vernetzt ist, kommt besser durchs Leben – Dendritische Zellen

Dem Wortteil »dendron« begegnen Gartenliebhaber ständig. Wie zum Beispiel beim Rhododendron. Doch was heißt das eigentlich? *Dendron* bedeutet Baum und so sieht die gleichnamige Zelle auch aus: wie ein weitverzweigter Baum. Dendritische Zellen sind der Mastermind im Immunsystem. Sie reagieren sofort, indem sie Botenstoffe verschicken, machen darauf aufmerksam, wenn es brennt, und fungieren als Lehrer für die T- und B-Zellen, damit diese die richtigen Abwehrstoffe produzieren. 2011 wurde Ralph Steinman für die Entdeckung der dendritischen Zellen und ihrer Funktion mit dem Nobelpreis geehrt. Es war das erste und bisher einzige Mal, dass ein Nobelpreisträger die Verleihung nicht mehr miterleben durfte. Wenige Tage davor verstarb er an seinem Pankreaskrebsleiden. Die Jahre zuvor hatte Steinman seine Krebserkrankung selber behandelt – mithilfe einer ausgeklügelten Therapie, in deren Zentrum seine Entdeckung, die dendritischen Zellen standen. Sie ist der Bewacher, der Alarmgeber, der Tonangeber des Immunsystems. Der dendritischen Zelle entgeht so gut wie nichts. Mit ihren langen Armen reicht die dendritische Zelle in die Tiefen des Körpers hinein. In der Haut heißt sie Langerhans-Zelle, in der Leber Kupffer-Sternzelle. Ihre Rolle ist es, als Sensor und Kundschafter zu arbeiten. Mit ihren spektakulär langen Armen ist sie in der Lage, permanent Erreger oder Bestandteile der Erreger, Antigene genannt, zu angeln und diese in den lymphatischen Organen anderen Zellen des Immunsystems vorzustellen. Wenn die Alarmglocken schrillen, klinkt sich die dendritische Zelle in den Chor der Alarmgeber ein. Durch ihre Botenstoffe heizt sie die Temperatur an, ruft die T- und B-Zellen auf den Plan und fordert sie zur aktiven Reaktion auf. Währenddessen präpariert sie im Zellinneren den Erreger in kleine, verständliche

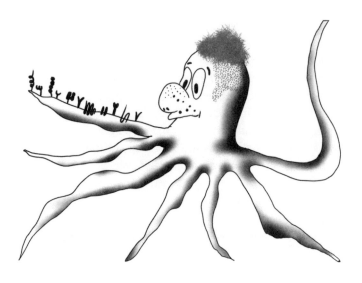

Häppchen. Sie verspeist diesen nämlich nicht, sondern zeigt ihn wie auf einem Präsentierteller den herbeiströmenden Immunzellen. Nicht alle beißen an, aber wenn eine passende Zelle zuschlägt, kommen dendritische Zelle und T-Zelle ins Gespräch, um gemeinsam die beste Immunantwort zu formen. Die dendritische Zelle ist so die Schlüsselzelle zwischen der Sofortreaktion des angeborenen Immunsystems und dem Aufbau der Immunantworten des erworbenen Immunsystems. Wie das genau funktioniert, lesen wir gleich noch.

Am besten Musterschüler werden –
Oder: Die spezifische Immunantwort

Es wirkt gemächlicher, arbeitet gründlicher und kann eine Wucht entfalten, vor der sich der ganze Körper in Acht nehmen muss: Die Rede ist vom erworbenen Immunsystem. Im Gegensatz zum angeborenen Immunsystem ist es lernfähig und kann sich genauer auf den jeweiligen Eindringling einstellen. Außerdem besitzt es ein hervorragendes Gedächtnis und weiß selbst nach Jahren noch, welchen Erreger es schon einmal gesehen hat. Dementsprechend setzt die Abwehrreaktion bei der nächsten Begegnung deutlich schneller ein. Aus diesem Grund wird man gegen manche Krankheiten auch »immun«. Die schnelle Abwehr sorgt dafür, dass eine neuerliche Infektion vielleicht sogar ganz unbemerkt bleibt. Dazu später mehr.

Die Soldaten – CD8-T-Zellen

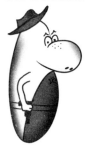

CD steht für *Cluster of Differentiation*, was eigentlich nur bedeutet, dass man die Oberflächenmoleküle im Körper von eins an durchnummeriert hat. Mittlerweile ist die Forschung bei CD371 (2016) angekommen – und es werden bestimmt noch mehr. Dabei ist die Nummerngebung nicht von der Funktion der Moleküle abhängig. Während also die dendritischen Zellen der Mastermind hinter der Immunantwort sind, sind CD8-T-Zellen die Soldaten des Körpers.

CD8-T-Zellen erhalten unter anderem von den dendritischen Zellen ihre Befehle. Sie werden von ihnen mit einem passenden Erreger zunächst »geprimt«. Priming, so nennt man das Scharfmachen der Soldaten, das Trainieren auf die richtige Reaktion. Einmal instruiert, machen CD8-T-Zellen mit ihren Gegnern kurzen Prozess. Sobald ein Feind im Inneren einer Zelle gesichtet wird, streckt die von diesem Terroristen befallene Zelle Teile desselben auf ihrer Oberfläche heraus. Diese »Hand« wird HLA (kurz für: *Human Leukocyte Antigen*) genannt und ist komplex – wie wir im Folgenden noch sehen werden. Das HLA-Molekül ist auf jeder, wirklich jeder Zelle des Körpers. Halt, wenn man es genau nimmt, nur auf Zellen mit Zellkern. Rote Blutkörperchen haben keinen

Zellkern, daher gibt es hier auch kein HLA. Durch die Anwesenheit von HLA ist sichergestellt, dass jeder, der angegriffen wird, auf die Solidarität und Hilfe der Soldaten des Körpers bauen kann. Nun ja, Solidarität und Hilfe stehen hier in Anführungsstrichen. Entdeckt die CD8-T-Zelle im Körper diese entgegengehaltene Struktur, folgt eine messerscharfe Reaktion: Das Perforin schießt ein Loch in die Zellmembran der hilfesuchenden Zelle und befördert Todesmoleküle in das Innere der Zelle, die von einem Erreger befallen ist. Diese Todesmoleküle bringen die Zelle dazu, sich selbst umzubringen. Das ist kein Mord, sondern eine explizite Aufforderung zum Selbstmord. Alles im Dienste der Gemeinschaft, damit sich in der infizierten Zelle keine weiteren Erreger vermehren können.

Nach getaner Arbeit muss sich die CD8-T-Zelle kurz ausruhen. Sie sammelt Energie, um weiter töten zu können. Kommen jedoch immer und immer wieder Erreger an – über Wochen und Monate –, dann macht auch sie schlapp. Sie ermüdet und reagiert weniger gut auf eine tatsächliche Bedrohung – sie stumpft gleichsam ab.

Die Generäle – CD4-T-Helferzellen

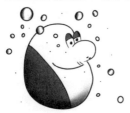

Die Generäle des Immunsystems sind so verschieden in ihren Vorgehensweisen, wie ihre Feinde unterschiedlich sind. Angewiesen sind auch sie auf den Mastermind im konzertierten Angriff: die dendritischen Zellen. Die sagen genau, welche CD4-T-Helferzellen mit welcher genauen Funktion losgeschickt werden sollen. Wenn die dendritische Zelle die Soldaten präpariert, bereitet sie meist die Helferzellen gleich mit vor.

CD4-T-Helferzellen und CD8-T-Zellen haben viele Gemeinsamkeiten. Beide werden im Thymus für ihre Arbeit fit gemacht. Beide erkennen mit ihrem Rezeptor, dem T-Zell-

Rezeptor (TCR), den über das HLA präsentierten Feind. Während die CD8-T-Zelle den Feind über das HLA-I-Molekül erkennt, erkennt die CD4-T-Helferzelle den Feind über das HLA-II-Molekül. Das mag ein kleiner Unterschied scheinen, ist aber ein großer. Im Gegensatz zum HLA-I-Molekül ist das HLA-II nur auf ausgewählten Zellen zu finden. Man nennt diese Zellen auch professionelle Antigen-präsentierende Zellen. Professionell, da sie das als Hauptjob machen. Dazu gehören neben den dendritischen Zellen Makrophagen und B-Zellen.

Aber auch sonst unterscheiden sich CD8-T-Zellen und CD4-T-Helferzellen gewaltig. Während die CD8-T-Zelle losläuft und infizierte Körperzellen zum Selbstmord auffordert, hat die CD4-T-Helferzelle eine Reihe an Antwortmöglichkeiten parat, je nachdem welche Rolle sie von der dendritischen Zelle zugeteilt bekommt. Natürlich kann sie auch – wie die CD8-T-Zelle – töten, aber das macht sie – als sogenannte zytotoxische CD4-Zelle – nur selten. Viel eher ermöglicht sie andere Immunantworten: Brauchen wir gute und starke Antikörper, koordiniert das die CD4-T-follikuläre-Helferzelle in einer Minifabrik im Lymphknoten. Muss die Entzündung angeworfen werden, ruft die Th17-CD4-Helferzelle Neutrophile und Fresszellen herbei. Gibt es Parasiten, die abgewehrt werden müssen, koordiniert dies die Th9-CD4-Helferzelle. Ihre verschiedenen Eigenschaften rühren von der Fähigkeit, unterschiedliche Botenstoffe auszusenden, mit denen die CD4-T-Helferzelle bei anderen Immunzellen zum Teil konträre Reaktionen hervorruft. Das macht sie vornehmlich über ihre Botenstoffe, die Zytokine. Dabei steht die Zahl für das jeweilige Hauptzytokine. Zum Beispiel Interleukin-17 bei Th17, Interleukin-9 bei Th9. Sie ist der Kommunikator unter den Immunzellen und kann die einzelnen Bereiche des Immunsystems lenken, ausbilden, aber auch hemmen. Für Letzteres sind die regulatorischen T-Zellen verantwortlich, um die es gleich gehen soll.

Auf das richtige Maß kommt es an –
Regulatorische T-Zellen

Tregs, so der Kurzname, sind geborene CD4-T-Helferzellen, nehmen aber eine Sonderstellung ein. Sie wurden im Laufe ihres Lebens so geschult, dass sie die anderen Immunzellen zur Vorsicht mahnen. Ein Glück für uns, denn manchmal schießen die anderen CD8- und CD4-T-Zellen übers Ziel hinaus. Die regulatorischen T-Zellen sagen dann: »Bitte nicht übertreiben!« Das Immunsystem soll nicht zu stark reagieren. Dazu haben diese Zellen verschiedene Optionen: Sie können das Wachstum und die Vermehrung von Abwehrzellen beeinflussen oder überschüssige T-Zellen sogar abtöten. Zusammengefasst: Sie regulieren die Stärke der Immunantwort, denn manchmal ist weniger mehr.

Ein Leben ohne Tregs ist nicht angenehm. Das bedeutet freie Fahrt für Autoimmunerkrankungen, bei denen sich das Immunsystem gegen den eigenen Körper wendet, mit teils verheerenden Auswirkungen, wie wir noch sehen werden.

Gezielt vorgehen – Das Schlüssel-Schloss-Prinzip

Jeder Topf hat einen passenden Deckel – so das Sprichwort. Auch auf das Immunsystem trifft das zu und nennt sich Schlüssel-Schloss-Prinzip. Ihm kommt bei der spezifischen Immunreaktion große Bedeutung zu. Im Gegensatz zur unspezifischen Antwort auf Eindringlinge geht es nämlich hierbei nicht um ein mehr oder weniger blindes Losschlagen, sondern um eine gezielte Handlung. Dabei spielen die schon erwähnten HLA-Moleküle eine entscheidende Rolle. Sollten Sie je von diesen Spurensuchern gehört haben, dann wahrscheinlich im Zusammenhang mit Transplantationen. Vereinfacht gesagt: HLA-Moleküle helfen dem Immunsystem, körpereigene und körperfremde Zellen zu unterscheiden. Sie sind wesentliche Bestandteile des Gewebeverträglichkeitssystems. Viren, Bakterien, Pilze und Parasiten sind – ebenso wie

Zellen anderer Menschen – körperfremd und damit potenziell nicht verträglich.

Später erkläre ich die Geburt und Entwicklung von T-Zellen noch genauer. Sie existieren zunächst in einem naiven Stadium. In diesem werden ihnen körpereigene Gewebe präsentiert, die in der T-Zellbibliothek als ungefährlich abgespeichert werden. Auf der anderen Seite stehen aber die Bibliotheksregale mit der Aufschrift »Verboten«, wo all jene Strukturen abgelegt sind, die im Körper nicht existieren. Im Zuge einer negativen Selektion erkennt der Körper mithilfe dieses Katalogs rasch, was zu tun ist. Woher stammt die Struktur? Die Guten ins Töpfchen, die Schlechten ins Kröpfchen. Das ist spezifische Abwehr.

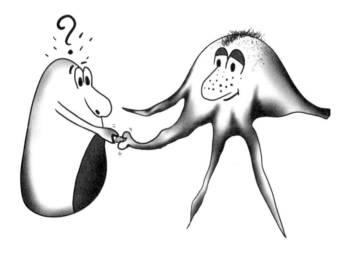

Entscheidend dafür sind eben jene HLA-Moleküle. Sie sind individuell spezifisch. Das HLA-Molekül muss man sich, wie schon beschrieben, als eine Hand vorstellen. Eine infizierte Zelle, eine dendritische Zelle oder eine Makrophage reichen der T-Zelle die Hand und präsentieren ihr, was sie gerade gefunden haben. »Schau mal! Das ist gerade in meinem Haus los. Ich glaub', das ist gefährlich.« Erkennt die T-Zelle mit ihrem T-Zell-Rezeptor nun diese Struktur in der Hand der Ängstlichen, schlägt sie Alarm. Das ist ein ausgeklügeltes System, denn der Rezeptor der T-Zelle ist einzigartig geformt und erkennt wirklich nur diese eine Portion des Erregers im Zusammenhang mit dem richtigen HLA-Molekül. Und dann: Schlüssel – Schloss! Haben die zwei sich gefunden, gehen sie eine innige Beziehung ein. Wie Knutschlippen schiebt sich die T-Zelle an die Zielzelle heran. Eine Fülle an unterschiedlichen Rezeptoren, Tentakeln und Fühlern senden sich währenddessen Signale hin und her. Es kommt zum Austausch von Botenstoffen. Am Ende steht die Informationsverarbeitung der CD4-T-Zelle oder der Todeskuss der CD8-T-Zelle.

Es kann aber auch sein, dass dies nie passieren wird. Man muss sich das so vorstellen: Der junge Spross ist gerade 18 geworden und fährt mit Papas Auto in die nächste Stadt, um seine Kumpel zu treffen. Der Abend endet mit einer Sauftour. Pflichtbewusst, wie der Sohn ist, kommt er irgendwie mit öffentlichen Verkehrsmitteln nach Hause. Am nächsten Morgen dröhnt sein Schädel, und als ihn der Vater fragt, wo er das Auto abgestellt hat, kann er sich an nichts erinnern. Nicht an die Straße, nicht an den Stadtteil, ja und so richtig sicher ist er sich auch nicht, in welcher Stadt er überhaupt gewesen ist. Der Vater begibt sich also mit seinem Schlüssel notgedrungen auf die Suche. Vielleicht hat er Glück – vielleicht aber findet er sein Auto zum passenden Schlüssel auch nie wieder. So geht es auch der T-Zelle. Vielleicht findet sie ja mal das passende Schloss und kann ihre Aufgabe erfüllen. Vielleicht aber auch nie.

Nur hat so eine dendritische Zelle nicht nur – wie wir – zwei Hände, sondern, wenn es richtig gut läuft, bis zu 20! Diese sind wiederum in zwei Arten eingeteilt. Es gibt – wie bereits erwähnt – die HLA-I- und die HLA-II-Hände. Erstere existie-

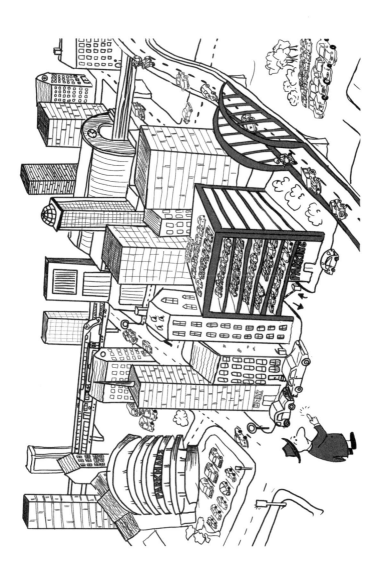

ren in sechs Formen: Drei haben wir vom Vater, drei von der Mutter. Die HLA-II-Hand hingegen hat bis zu 14 verschiedene Unterarten, die zum Teil über neue Kombinationen entstehen. Sie werden vererbt und dabei wieder neu zusammengemischt – schließlich kommt ein Merkmalssatz vom Vater und einer von der Mutter.

Fast jeder Mensch ist hinsichtlich seines HLA-Systems einzigartig – er besitzt sozusagen einen HLA-Fingerabdruck. Diese Vielfalt hat evolutionäre Vorteile. Damit ein einzelner Erreger nicht die ganze Menschheit ausrotten kann, ist jedes Immunsystem etwas anders gestrickt. Stirbt also jemand an einem Erreger, da er keine guten Immunantworten bildet, überlebt ein anderer. Hierdurch wird von Mutter Natur das Überleben der Menschheit bestmöglich gesichert. Und damit die Vielfalt erhalten bleibt, gibt es natürliche Unterstützung: Studien haben gezeigt, dass wir uns unseren Partner erriechen können. Das liegt nicht nur an dem manchmal süßlich-herzhaften Schweißgeruch, der beispielsweise beim durchtrainierten Bauarbeiter, der mit freiem, glänzendem Oberkörper den Presslufthammer bedient, so anziehend wirkt. Sondern auch an dem zum Geruch gehörenden Immunsystem. Unbewusst entscheiden wir uns für Körper, die nach einem abweichenden Immunprofil duften. Damit der dazugehörige Körper nicht vom Geruchssinn ablenkt, hat man in den Studien den Testpersonen nur Schweißproben vorgesetzt. Die Erkenntnis bleibt: Wir erschnuppern uns einen Überlebensvorteil für unsere Nachkommen.

Doch in einem Fall hat diese Vielfalt einen entscheidenden Nachteil. Nämlich dort, wo die Natur für uns den Tod vorgesehen hat, aber die Medizin dem Tod eine Schnippchen schlägt – bei Transplantationen. Hier müssen die HLA-Merkmale – man spricht auch vom Gewebefaktor – so gut wie möglich übereinstimmen. Ansonsten wird das fremde HLA-Molekül als fremd eingestuft und vom Immunsystem attackiert. Die gespendete Niere oder das Herz eines Verstorbenen können so gefährlich werden. Die Folgen sind klar – das Organ wird abgestoßen. Das macht eine Transplantation extrem kompliziert, denn es ist aufwendig, jemanden zu finden, der eine ähnliche Zusammensetzung dieser Moleküle hat. Topf und Deckelchen müssen eben zusammenpassen. Oder: Der T-Zell-Rezeptor ist so spezifisch, dass er nur jene HLA-Moleküle akzeptiert, die er auf der richtigen Seite der Bibliothek abgelegt hat. Dort im Regal, wo »Meins« steht.

Antikörperfabriken – B-Zellen

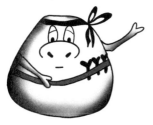

Kommen wir zu weiteren Akteuren des spezifischen Immunsystems. Nach einer Impfung hofft man auf viele Antikörper gegen einen Erreger. Diese werden in zahlreichen Antikörper-Minifabriken gebildet – den B-Zellen. Oft ist zu lesen, dass das »B« in ihrem Namen von *bone*, dem englischen Wort für Knochen kommt. Das ist zwar eingängig, weil die B-Zellen im Knochenmark gebildet werden – aber nicht ganz richtig. Die Geschichte ist viel spannender: Der Forscher Bruce Glick von der Ohio State University beschäftigte sich jahrelang mit Hühnern – vornehmlich mit einem besonderen kleinen Organ an ihrem Hinterteil mit dem Namen *Bursa Fabricii*. Ihm war rätselhaft, wozu das kleine Ding diente, denn nachdem er es bei einigen Hühnern entfernt hatte, passierte nichts. Als sich aber ein Kollege aus der Immunologie die Tiere lieh, um seinen Studierenden die Bildung von Antikörpern vorzuführen, ging das schief. Die Hühner entwickelten keine – und verrieten damit die Antwort auf Glicks Frage: Die *Bursa Fabricii* produziert B-Zellen, die wiederum die Antikörperproduktion ankurbeln. Doch der Mensch besitzt kein solches Organ, und so dauerte es noch Jahre, bis der Zusammenhang hergestellt war.

Auf den B-Zellen – den Fußsoldaten der Immunarmee – befindet sich ein Rezeptor, der die Struktur eines bestimmten Feindes erkennt und ihn an sich bindet. Es wird kurz am richtigen Geschoss – dem Antikörper – gefeilt und dann ballert die B-Zelle haufenweise dieser zwillenartigen Waffen gegen den Feind. Nicht gerichtet, sondern wahllos, sodass eine weitere Patrouille im Körper kursiert.

Zwillen oder Ninja-Sterne – Antikörper

Der typische Antikörper sieht aus wie ein Ypsilon oder eine Zwille. Mit den kürzeren Enden ergreift der Antikörper die Struktur, auf die er spezialisiert ist, denn für genau diese Struktur hat die B-Zelle diesen Antikörper geformt. Auch wenn er simpel aufgebaut zu sein scheint, kann er doch auf ganz verschiedene Weise gegen Erreger vorgehen. Er kann beispielsweise den Erreger im klebrigen Sekret festhalten und damit neutralisieren. Der Erreger kann sich dann nicht mehr so gut bewegen, wird schwerfällig. Antikörper können so auch mehrere Erreger zusammenheften, wodurch Klumpen entstehen. Dann braucht es lediglich ein Abräumkommando, das diesen Haufen beseitigt.

Antikörper können aber noch mehr: Sie sind in der Lage, unspezifischen Zellen eine Spezifizierung zu geben. Dazu dient das lange Ende des Ypsilon. Mit diesem Teil können sie einzelne Zellen scharf machen: Neutrophile zum Beispiel oder natürliche Killerzellen. Die Antikörper führen die Zellen dann spezifisch zu einem Erreger, um ihn unschädlich zu machen. Gewitzt, oder?

Auch wenn das Ypsilon – Immunglobulin G (IgG), wie es genannt wird – die weitaus häufigste Form ist, gibt es noch weitere Antikörpertypen mit interessantem Aufbau. Gemeinsam ist allen die Grundform: ein Y. Gebilde aus einem Ypsilon heißen IgD, IgE oder IgG; doppelte Y tragen den Namen IgA. Letztere kommen meist auf den Schleimhäuten vor, während IgE vornehmlich gegen Parasiten – und leider auch bei Allergien – gebildet werden. Der am schnellsten gebildete Antikörper sieht aus wie ein Ninja-Stern aus fünf rund angeordneten Ypsilons und heißt IgM. Alle Antikörpertypen haben eine spezifische Aufgabe im Immunsystem, und manche werden uns im Buch noch einmal begegnen.

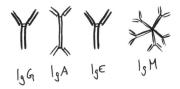

Die Geschichte der Entdeckung der Antikörper ist übrigens faszinierend. Am Anfang standen die Forschungen von Emil von Behring und Kitasato Shibasaburo, die ein Serum gegen die gefürchtete Krankheit Diphtherie bei Tieren fanden und es für den Menschen nutzbar machten. Behring erhielt für diese Leistung nicht nur den Medizin-Nobelpreis, sondern ging auch als »Retter der Kinder« in die Geschichte ein. Er hatte erkrankten Kindern Serum von Genesenen gegeben und diese damit geheilt, ohne zu wissen, dass das Serum Antikörper enthielt.

Paul Ehrlich dachte noch weiter. Er behauptete: Auf Zellen gibt es Rezeptoren, die sich an einen ganz bestimmten Erreger binden und sich dann rasch vermehren, um weitere Abwehrzellen zu bilden. Besonders wichtig war: Diese Reaktion geschah auch dann, wenn nur kleine Mengen des Antigens in den Körper kamen. Damals, am Anfang des 20. Jahrhunderts, stritten sich Vertreter der Humoral- und der Zellularimmunologie darüber, wo Antikörper gebildet werden – heute wissen wir: Beide hatten recht. Bis man das experimentell nachweisen konnte, dauerte es aber noch einige Jahrzehnte. Seitdem hat die Antikörperforschung viele weitere Mosaiksteinchen zum Verständnis der Immunabwehr beigetragen – doch einige Rätsel gibt es noch immer.

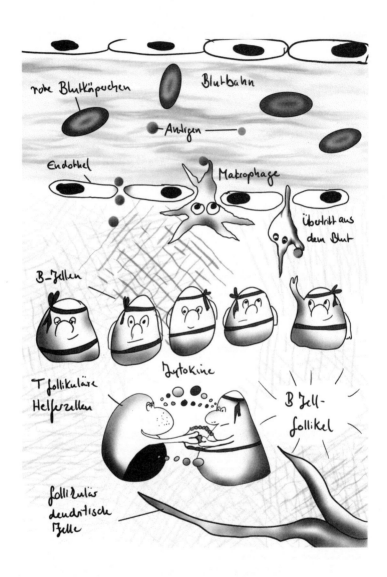

Von der B-Zelle zu den Antikörpern

Ein Ninja, der seine Sterne wirft, muss sich nicht um das Aussehen dieser Waffen kümmern. Eine B-Zelle schon. Wie kommt die B-Zelle aber nun dazu, spezifische, hochfunktionelle Antikörper zu bilden?

Es ist ein komplexes Geschehen: Fangen wir mit der naiven B-Zelle an. Naiv wird sie nicht etwa charakterlich beschrieben, sondern sie heißt so, weil sie noch nicht aktiviert wurde. Sie schwimmt mit ihrem B-Zell-Rezeptor – kurz BCR – herum, der in der Lage ist, eine fremde Struktur zu erkennen und sie an sich zu binden. In diesem Zustand ist sie ein Schläfer mit einer spezifischen Aufgabe. Wird der Rezeptor irgendwann aktiviert, muss sie tätig werden. Sollte die Struktur jedoch nie auftauchen, bleibt sie zeit ihres Lebens »naiv«. Genauso wie die T-Zellen. Bindet die B-Zelle aber einmal eine Struktur, dann startet ihr Programm zur Antikörperproduktion.

Dabei wird zuerst eine »Entwurfsversion« eines neuen Antikörpers – Immunglobulin M – geschaffen. Fünf der schon erwähnten Y-förmigen Untereinheiten hängen zusammen wie ein Ninja-Stern. Sie kommen in größerer Anzahl nur während einer akuten Infektion vor. Damit aus diesem IgM- dann ein IgG-Antikörper werden kann, wird noch mal nachgeschärft. Dies geschieht in einem komplizierten Prozess im Lymphknoten. Genauer gesagt im Lymphfollikel. Dort sind die B-Zellen unter sich. Keine CD8-T-Zellen, die sie stören und bei diesem sensiblen Prozess kurzerhand die eine oder andere abmurksen kann. Keine Neutrophile, die plötzlich den Erreger abschotten. Weit und breit nur B-Zellen im Bestreben, den besten Antikörper zu bauen. Nun ja, fast. Versprenkelt flitzen noch ein paar CD4-Helferzellen herum – genauer gesagt, einige T-follikuläre Helferzellen. Sie stellen als Generäle sicher, dass auch wirklich die perfekten Antikörper gebaut werden und niemand schludert. Auch einige wenige dendritische Zellen gibt es, die den Bau der Antikörper ebenfalls überwachen und steuern.

Hier passiert nun etwas, das für den Körper einmalig ist: Es werden mutwillig Mutationen erzeugt. Wo unser Körper ansonsten penibel darauf achtet, dass ja keine Abweichungen in der Kopie der genetischen Information einer Zelle entstehen, da ansonsten Krebs droht, wird die Mutationsentstehung bei der Antikörperbildung sogar forciert. Die Antikörper werden durch jeden Vermehrungszyklus geschliffen, werden besser gemacht, damit sie erfolgreicher binden. Es entstehen Hunderte Versionen, und nur die besten überleben. Ist eine neue Version kreiert, schauen sich alle Beteiligten die Bindungsfähigkeit an. Kann sie noch besser werden? Ist das nicht der Fall, werden die nicht mehr zu gebrauchenden Antikörpernachkommen mit Liebesentzug gestraft. Sie sterben ab, weil sie keine Signale bekommen, dass sie noch weiter benötigt werden. Am Ende aber stehen spitz geschliffen die idealen IgG-Antikörper, die sich im Laufe der Infektion immer weiter verbessern. Diesen Prozess nennt man *somatische Mutation*. Bei langwierigen Infektionen wie zum Beispiel bei HIV können bis zu 50 Prozent der Genabschnitte des bindenden Antikörperteils verändert werden. Eine dauernde Verbesserung und Schärfung der Antikörperwaffen.

Aber auch die B-Zellen entwickeln sich fort. Die besten werden angeregt, sich in Plasmazellen zu verwandeln. Solche großen Zellen können in kurzer Zeit eine Menge passender Antikörper herstellen. Einige wenige werden zu Gedächtniszellen. Sie werden behalten, damit der Körper für die Zukunft weiß, wie gute Antikörper gebildet werden. Die B-Zellen expandieren und vermehren sich weiter und weiter, bis es kein freies Antigen mehr gibt. Kein Wunder, dass bei entsprechend starker Infektion so ein Lymphknoten schon einmal zu einer stattlichen Größe anwachsen kann. So etwas kennt man: den geschwollenen Hals bei einer Angina oder die schmerzhafte Leiste, weil sich eine Wunde am Bein entzündet hat. Das sind die fühlbaren schmerzhaften, aber positiven Auswirkungen unseres funktionierenden Immunsystems.

Man nennt die Antikörperproduktion und -wirkung auch die humorale Immunantwort – nicht etwa, weil sie so lustig wäre, sondern weil das lateinische Wort *[h]umor* auch Feuchtigkeit bedeutet. Die Antikörper befinden sich schließlich in der Gewebeflüssigkeit. So viel (oder wenig) ist noch geblieben von Hippokrates' Humorallehre der vier Lebenssäfte. Der griechische Arzt nahm an, dass es bei einem kranken Menschen zu einem Ungleichgewicht der vier Lebensträger – weiße Galle, schwarze Galle, Blut und Schleim – kommt. An Lebenssäfte glaubt die Wissenschaft selbstverständlich nicht, sondern vielmehr an ein fein abgestimmtes System von Immunzellen, die zusammenarbeiten, um den Körper zu schützen.

Zum Töten geboren – Natürliche Killerzellen

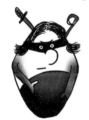

Schon der Name lässt für Erreger nichts Gutes erahnen. Während die Zellen des erworbenen Immunsystems noch reifen, lernen und geprimt werden, greifen die natürlichen Killerzellen schon mal an. Sie verbinden das angeborene mit dem erworbenen Immunsystem.

Die natürlichen Killerzellen, oder kurz NK-Zellen genannt, sind zum Töten geboren. Nicht gerade die Zelle, die man gerne im Dunkeln zwischen Leber und Milz treffen will. Natürliche Killerzellen brauchen nicht erst einen Auftrag der dendritischen Zellen und müssen auch nicht erst kompliziert erlernen, wen sie angreifen wollen. Sie bilden die erste Verteidigungslinie der Abwehrzellen vor allem gegen Viren, die unschuldige Körperzellen befallen. Hierbei gehen sie recht einfach vor: Die NK-Zellen erkennen die HLA-Moleküle auf der Oberfläche von Zellen, wenn diese – Sportlern gleich – ihre »Hand« zum Abklatschen anbieten. Bleibt das Angebot aus oder stehen weniger Moleküle zum Abklatschen bereit als von den Killerzellen erwartet, werden diese misstrauisch, denn sie wissen: Wer sich nicht begrüßen will, hat etwas zu verbergen. So ist es auch, denn einige Viren sorgen dafür, dass die Rezeptorfunktion heruntergeregelt wird. Die Killerzelle aber macht aufgrund dieses Befundes kurzen Prozess: Sie opfert die Zelle und zerstört mit ihr hoffentlich das Virus.

Doch nicht nur wenn HLA-Moleküle fehlen, sondern auch wenn an ihnen beispielsweise Teile des fremden Virus hängen, wird sofort getötet. Das macht die NK-Zelle mit einem fulminanten Todeskuss. Mit beiden Lippen umschließt sie eng die veränderte Zelle und schießt dann ein Loch in die Membran. Bevor die betroffene Zelle begreift, was mit ihr passiert, ist es schon geschehen. Denn schon haucht die Killerzelle Todesmoleküle durch die Pore. Ein bisschen zuckt die Körperzelle noch. Dann ist sie tot. Und mit ihr die Viren, die potenziell in dieser Zelle sein könnten. Diese einsamen Rächer der Gesunden arbeiten oft allein. Sie können aber auch mit anderen Immunzellen zusammenarbeiten, wie wir noch sehen werden.

NK-Zellen sind das Lieblingskind der Immunforschung, denn ihre Zwitterstellung macht sie zu einem Schlüssel im Verständnis der komplexen Immunantwort des Körpers. Natürliche Killerzellen erkennen Muster, die die Entscheidung zulassen: körpereigen oder körperfremd. Nach dem viel genaueren Schloss-Schlüssel-Prinzip funktionieren sie aber nicht. Das spricht für das angeborene Immunsystem. Doch können die NK-Zellen ähnlich wie B- und T-Zellen mit Rezeptoren für bestimmte Fremde ausgestattet sein, und sie entwickeln auch ein Immungedächtnis wie die anderen Bestandteile des erworbenen Immunsystems. Im Gegensatz zu diesem spezialisieren sie sich aber trotz ihres Erregergedächtnisses nicht weiter auf einzelne Angreifer, sondern bleiben zeitlebens Generalisten.

Warum das so ist, weiß man nicht genau. Eine Theorie unter mehreren heißt Missing-self-Hypothese und erklärt das so: Die Aufgabe der NK-Zellen besteht nicht nur in der Vernichtung, sondern auch dem Schutz. Die natürlichen Killerzellen sind überaktive Soldaten, die ständig mit geladenen Waffen rumstehen, bereit zur Sofortreaktion. Sie schießen auf alles, das bei drei das vorher vereinbarte Codewort nicht gesagt hat. Dieses Codewort ist ein Molekül, das auf fast allen körpereigenen Zellen sitzt. Wenn dieses Molekül bei einer Infektion der Zelle heruntergeregelt oder wenn es von den Peptiden des Erregers verdeckt wird, sieht die NK-Zelle keinen Grund für Schonung. Ähnlich wie die CD8-T-Zellen fordert sie die unglückliche Zelle nachdrücklich zum Selbstmord auf. Zudem können die NK-Zellen durch unterschiedliche Antikörper aktiviert werden – mit Vorteilen für beide Seiten. Der Antikörper sucht sein passendes Antigen, um daran zu binden. Er kann es aber selbst nicht töten. Dafür ruft er die natürliche Killerzelle und verspricht ihr, sie in Schussweite zu transportieren. Die NK-Zelle benutzt den Antikörper als Ersatzarm, um die beste Schussposition zu haben. Der perfekte Auftragsmord.

Die Schlacht ist gewonnen

Zurück in der Haut, wo die Bakterien vor ein paar Tagen eingedrungen sind. Fast alle der eben genannten Zellen des Immunsystems waren aktiv. Einige mehr, einige weniger. Die Makrophagen, die Monozyten und die Neutrophile haben sich sofort auf das Schlachtfeld begeben. Sie haben die Erreger umzingelt, mit DNA eingefangen, gefressen, abgeschottet und getötet. Sie haben Alarm geschlagen, Botenstoffe ausgesendet und die Temperatur nach oben reguliert. Die dendritische Zelle hat sich Teile des Erregers geschnappt, natürlich auch Alarm geschlagen, aber in erster Linie den Erreger in Häppchen zerlegt und über seine Hände – HLA I und HLA II – den CD4-T-Zellen, CD8-T-Zellen und B-Zellen an verschiedenen

Orten präsentiert. Vor allem B-Zellen und CD4-T-Zellen wurden dann aktiv, um die besten Antikörperantworten zu formen. Diese Antikörper neutralisieren und rekrutieren weitere Immunzellen für die Arbeit.

Die CD8-T-Zellen sind weniger aktiv. Sie kämpfen in der Regel lieber gegen Viren. Am Morgen nach der Schlacht liegen Trümmer von Zellen und Gewebe herum. Das Immunsystem hat gesiegt. Noch zeigt sich die Rötung des Gewebes, noch ist es heiß und die Poren sind geöffnet. Auf dem Schlachtfeld liegen Leichenberge: tote Immunzellen zwischen toten Bakterien. Manche der Eindringlinge sind eingekesselt, manche wurden eingefangen von den Netzen der toten neutrophilen Granulozyten. Neutrophile und Monozyten bilden Palisaden um das Schlachtgeschehen, um keinen möglicherweise überlebenden Erreger herauszulassen. Alles, was sich im Inneren des Kreises befindet, wird vernichtet. Makrophagen schwirren umher. Sie fressen die restlichen Toten. Ungebundene Antikörper versuchen, doch noch ein Ziel zu finden.

Langsam kehrt Ruhe ein. Die zu viel gebildeten Antikörper werden in der Leber nach und nach abgebaut. Einige wenige Antikörper werden behalten. Wer weiß, wozu sie noch nützlich sein können. Der besagte Eindringling könnte sich doch noch irgendwo im Körper verstecken. Noch lebende Neutrophile, natürliche Killerzellen und Monozyten verteilen sich wieder im Körper. Auf dem Schlachtfeld werden sie nicht mehr gebraucht. Sie tun, was sie immer tun, und umschwirren das Gewebe auf der Suche nach einem neuen Infektgeschehen. Womöglich werden diese Ersthelfer bereits an einem anderen Ort dringend gebraucht. Auch die CD8-T-Killerzellen, die CD4-T-Helferzellen und die B-Zellen haben ihre Aufgabe erledigt. Es war ihre einzige Aufgabe im Leben. Genau auf diesen Erreger, mit dieser einen Struktur zu reagieren. Im Laufe des Kampfes haben sie sich zu extrem hohen Mengen vermehrt. Damit eine Armee von ihnen am Ende dem Erreger gegenübersteht. Jetzt sind sie zu viele. Es muss gelost wer-

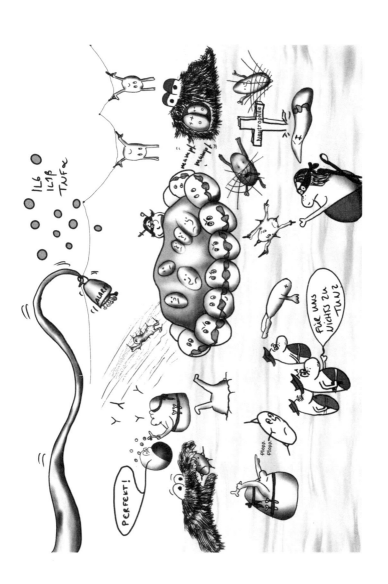

den. Den meisten bleibt nichts anderes übrig, als den Freitod zu wählen. Einige wenige ihrer Art werden verschont. Sie überleben als Langzeitgedächtnis und merken sich die genaue Struktur des Feindes und die perfekte Antikörperantwort, um für eine nächste Begegnung gewappnet zu sein. Beim nächsten Mal soll es ja, bitte schön, etwas schneller gehen.

Das tut es oft auch. Es gibt keine Wartezeit. Ist es wieder so weit, schlägt das Immunsystem zurück – und zwar sofort. Sie merken das daran, dass Sie meist gar nichts mehr merken. Ob gerade eine Infektion abgewehrt wird, ließe sich höchstens an der Antikörpermenge ablesen. Aber: Sie haben meistens kein Fieber, keine Entzündung und kein Krankheitsgefühl.

Oft heißt nur leider nicht immer: Es bleibt ein bislang ungelöstes Rätsel des Immunsystems, wann ein Gedächtnis entsteht und wann nicht, warum bei einigen Impfstoffen eine lebenslange Immunität die Folge ist, bei anderen der Mensch aber nur eine gewisse Zeit geschützt ist; weshalb manches Mal eine Impfung eine ebenso starke Immunität zur Folge hat wie eine durchgemachte Infektion und ein anderes Mal nicht. Sie sehen, trotz aller Fortschritte der Immunologie bleibt noch viel zu tun, um die Geheimnisse des Immunsystems restlos zu entschlüsseln.

Die Orte des Immunsystems

Das Immunsystem ist eines der komplexesten Netzwerke unseres Körpers. Deshalb verwundert es kaum, dass es *den einen* Ort des Immunsystems eigentlich gar nicht gibt. Es ist überall und nirgends zu Hause. Der ganze Körper wird zum Schlachtfeld, wenn es sein muss. Und doch gibt es Bereiche, in denen das Immunsystem besonders aktiv ist.

Die Nymphe Lympha – Unsere Filteranlage

Mehr noch als andere Teile des Immunsystems führt das Lymphsystem ein Leben im Verborgenen. Höchstens die Lymphknoten nehmen wir wahr, da sie bei bestimmten Erkrankungen anschwellen. Trotzdem hat das ganze System schon immer fasziniert, vielleicht gerade weil es schwer greifbar ist. Sogar Thomas Mann hat es im *Zauberberg* als das »Allerfeinste, Intimste und Zarteste in dem ganzen Körperbetrieb« beschrieben.

Benannt ist es nach Lympha, einer der Nymphen in der griechischen Mythologie. Ihr Name bedeutet »klar und transparent«. Diese irreführende Bezeichnung kann höchstens im Vergleich zum tiefroten Blut, dem Saft im zweiten großen Gefäßsystem des Körpers bestehen. Eigentlich handelt es sich bei der Lymphe nämlich um eine milchig weiße Flüssigkeit, die im ganzen Körper zu finden ist. Ähnlich dem Milchsafts, der austritt, wenn beim Staubwischen des heimischen Gummibaums aus Versehen ein Ast abbricht. Sie besteht neben Wasser, Sauerstoff, Proteinen und anderen Nährstoffen, die aus dem Blutkreislauf ins Körpergewebe dringen, aus einer Vielzahl an Immunzellen. Aber auch Krankheitserreger werden in der Lymphe transportiert. Die Lymphgefäße bündeln sich zu größeren Lymphbahnen und münden nach kurzen Abschnitten in einem von mehreren hundert im Körper verteilten Lymphknoten. Von dort aus geht es über den Brustlymphgang in die Schlüsselbeinvene und auf diese Weise wieder zurück in den Blutkreislauf.

Die Lymphknoten sind überall im Körper zu finden. Rund 600 Stück besitzt jeder von uns. Sie sind aus strategischen Gründen gehäuft dort platziert, wo die Lymphe aus verschiedenen Bereichen zusammenfließt: Am Hals befinden sich die, an denen sich Lymphe vom Kopf und aus den Armen sammelt; in den Leistenbeugen jene, die aus beiden Beinen Lymphe aufnehmen. Lymphknoten sind auch dort besonders dicht gesät, wo Erreger übertreten können. Also im Mundbereich oder in der Lunge. Sie dienen als Filter, um möglichst jeden Erreger sofort herauszusieben.

So ein Lymphknoten sieht aus wie ein Bohnenkern. An der einen Seite laufen mehrere Lymphbahnen auf ihn zu, an der anderen geht eine große, gebündelte Lymphbahn wieder ab. Die strenge Qualitätskontrolle der eintreffenden Lymphe beginnt schon am Eingang zum Lymphknoten. Hier liegen außen lauter dendritische Zellen und Makrophagen. Sie fischen alles heraus, was nur im Geringsten verdächtig aussieht. Im Inneren des Lymphknotens warten dann B- und T-Zellen, säuberlich getrennt, auf die Fremden. Die B-Zellen liegen in einem Kreis zusammen, dem sogenannten B-Zell-Follikel. Drum herum organisieren sich die T-Zellen in der T-Zell-Zone. Nur einige wenige Helferzellen befinden sich, wie bereits besprochen, direkt im B-Zell-Follikel. Das sind die CD4-Generäle, die auf die Antikörperantwort spezialisiert sind.

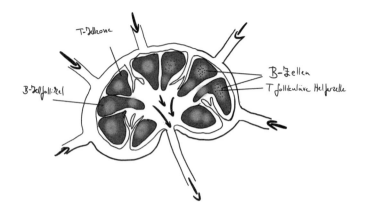

Mit dem Lymphsystem hängen aber auch viele weitere Orte des Immunsystems zusammen: das Blutgefäßsystem, die Milz, das Knochenmark und der Thymus. Deswegen schauen wir uns diese jetzt genauer an.

Wo die Immunarmee ihre Bahnen zieht – Im Blut

Ohne Blut wäre das Immunsystem aufgeschmissen. Das gilt in zweierlei Hinsicht. Der erste Grund ist unmittelbar einleuchtend: Es gibt im Körper kein ähnlich weitverzweigtes Transportsystem. Über Venen, Arterien und Kapillaren gelangt Blut und mit ihm auch alle seine für das Immunsystem relevanten Bestandteile rasch in nahezu jeden Winkel unseres Körpers. Das heißt, bis auf im Gewebe und in vielen Organen fest angestellte Makrophagen und ein paar dendritische Zelltypen finden sich alle Immunzellen auch im Blut. Allerdings machen sie nur einen kleinen Teil unseres Lebenssaftes aus. In einem Milliliter Blut zeigen sich unter dem Mikroskop etwa 5 Milliarden rote Blutkörperchen (Erythrozyten) für den Sauerstofftransport, zwischen 150 und 300 Millionen Blutplättchen (Thrombozyten) zur Blutgerinnung und nur 4 bis 8 Millionen weiße Blutkörperchen (Leukozyten), die für die Immunabwehr zuständig sind, worunter auch die B- und T-Zellen sowie einige Monozyten fallen. Das reicht aus, um im Normalzustand alles gut im Griff zu haben. Die Immunarmee kann aber natürlich im Bedarfsfall nachrekrutieren. So mancher Leser hat vermutlich zu einem Blutbild schon einmal gehört, die Leukozyten seien erhöht – ein typisches Zeichen für eine Infektion.

Apropos Infektion. Besondere Angst hat man vor Infektionen in Bereichen, die nicht durch das Blutgefäßsystem versorgt werden: Knorpel oder die Iris im Auge beispielsweise. Hier macht der Körper einen Kompromiss: Der Knorpel soll hohen Druck aushalten, was Blutgefäße nicht ganz so gut können. Die Iris ermöglicht unser Sehen – schlecht, wenn hier lauter rote Blutgefäßlinien das Blickfeld einschränken würden. Was gut für andere Funktionen ist, stellt für den Transport von Abwehrzellen zu diesen Orten ein Problem dar. Und so ist beispielsweise die Einschleppung eines Erregers in den Knorpel bei einer Gelenkoperation eine gefürchtete Komplikation.

Aber auch eine Infektion im Blutgefäßsystem ist enorm gefährlich. Diese sogenannte Blutvergiftung, Sepsis, tritt gar nicht so selten auf und ist eine Komplikation im Klinikalltag, die Sorge auslöst, da sie innerhalb von Stunden zum Tod führt. Nicht nur können sich die Erreger – meist Bakterien – über die Blutbahn im ganzen Körper verteilen und überall kleine Ableger formen, sondern es kommt im ganzen Körper zu einer rasanten Entzündungsreaktion. Dabei wird auch die Blutgerinnung verstärkt, sodass Thrombosen entstehen können. Die Durchblutung wird schlechter, die Durchlässigkeit der Gefäße erhöht sich und es kann schnell zum Versagen einzelner Organe kommen. Das Tückische ist: So eine Blutvergiftung kann mit einem einzelnen Hautschnitt beginnen, wenn der sich entzündet und nicht gereinigt wird.

Auch einige wenige Parasiten können eine Sepsis auslösen. Wie zum Beispiel die Malaria, über die wir noch sprechen werden.

Neben seiner Transportfunktion ist das Blut zudem der Weg, über den Immunzellen großflächig kommunizieren können. Mit einem sirenenhaften Gesang locken dendritische Zellen, Makrophagen und Neutrophile in einem Prozess namens Chemotaxie die Abwehrzellen des Blutes an. Diese folgen den Lockstoffen durch die durchlässiger gemachten Wände der Blutgefäße ins Gewebe, manches Mal wird auch schon einmal etwas energischer gezogen, um die Gewebsarmee zu verstärken.

Neben der zentralen Infrastrukturaufgabe, um die Immunarmee überhaupt an die Front zu bekommen, arbeitet im Blut darüber hinaus das Komplementsystem. Der Begriff ist nach heutigem Stand der Forschung irreführend. Schließlich handelt es sich gar nicht um ein ergänzendes (komplementäres) Abwehrsystem. Es ist schon im angeborenen Immunsystem vorhanden. Doch das wusste Paul Ehrlich, der als einer der Pioniere der Immunologie die Bezeichnung 1890 eingeführt hat, noch nicht. Er dachte, Antikörper würden sowohl Antigene als auch Komplemente im Blutserum erkennen. Das ist zwar nicht falsch, aber zu kurz gedacht.

Vorhin haben wir schon die zellulären Bestandteile des Bluts besprochen. Doch neben ihnen schwimmen im Blutplasma, einer Mischung aus Serum (Wasser, Proteine, Hormone, Immunglobuline) und Gerinnungsfaktoren, noch die Elemente des Komplementsystems herum. Diese 30 verschiedenen Proteine und Enzyme lassen sich am besten über ihre Funktion beschreiben: Sie lösen im Alarmmodus eine Signalkaskade aus, durch die bakterielle Erreger – und auch ein paar Parasiten und Pilze – unschädlich gemacht werden können. Die ersten Helfer, C1 genannt, docken an den mit dem Erreger verbundenen Antikörper an. Sie ziehen weitere Enzyme an, die dann nach und nach als Angriffskomplex die Oberfläche des Erregers bedecken. Wer den Film *Matrix* kennt, wird sich an den Drohnenschwarm erinnern – so etwa kann man sich das bildlich vorstellen. Der Sturm der Enzyme auf den Erreger hilft den Fresszellen, die »Feind«-Markierungen schon von Weitem zu erkennen und ihre Arbeit zu tun. Manchmal werden die Enzyme aber auch selbst tätig und durchlöchern die Zellwand des Erregers, bis er schließlich platzt.

Geburtsstation der Zellen – Im Knochenmark

Das Knochenmark ist gleichsam die Ursuppe des Immunsystems. Hier werden nämlich viele seiner Bestandteile aus- oder wenigstens vorgebildet. Dafür verfügt das Knochenmark, genau genommen das rote Knochenmark, über beste Bedingungen. Es ist überall im Körper verteilt, besser gesagt in allen Röhrenknochen und auch in ein paar flachen Knochen. Es steckt ganz tief im Inneren dieser Knochen, die außen eine harte Schicht haben, die den Knochen stabil macht, und darunter eine weiche Schicht Fettgewebe, die alles schön polstert. So kann das Knochenmark in Ruhe für die Geburt zahlloser Zellen im Körper sorgen. Allen voran sind das die roten Blutzellen, aber gleich danach kommen auch zahlreiche Zellarten, die für das Immunsystem unverzichtbar sind.

Bei Kindern ist dieses rote Knochenmark noch in allen Knochen verteilt, bei Erwachsenen konzentriert es sich auf wenige Knochen, insbesondere aus den Röhrenknochen verschwindet es. Das ist kein Wunder, die Ausmaße der Geburtsstationen werden an die Nachfrage angepasst und die wird im Alter aufgrund des fehlenden Wachstums kleiner. Allen Menschen gemeinsam ist aber, dass im Knochenmark Zellen sitzen, die noch ziemlich undifferenziert sind und auf Abruf dies oder jenes werden können. Man nennt sie auch pluripotent, von *pluris* (viele) und *potentia* (Fähigkeit). Sie heißen Stammzellen, und die meisten Menschen kennen sie nur aus dem Kontext von Krebsbehandlungen. Da wird manchmal zur Registrierung als Stammzellspender aufgerufen.

Man kann sich solche Stammzellen wie einen Apfelbaum vorstellen: gemeinsamer Stamm, dann lauter Äste mit vielen kleinen Ästchen, Blättern und Äpfeln, die zwar allesamt zum gleichen Baum gehören, aber eben doch ganz verschiedenen Zwecken dienen. So können aus den Stammzellen im Knochenmark am Ende sowohl lymphatische Zellen für das Lymphsystem als auch myeloische Zellen für das Blutsystem werden. Darunter sind dann auch die verschiedenen Bestandteile des Immunsystems. Manche werden im Knochenmark schon fix und fertig produziert, wie zum Beispiel die Antikörper produzierenden B-Lymphozyten. Andere werden nur vorgeformt und dann weitergeschickt, um beispielsweise im Blut, im Thymus oder in der Milz endgültig ausgebildet zu werden. Das ist etwa bei den Makrophagen, den Fresszellen, der Fall. Klingt furchtbar kompliziert, ist es aber nur, wenn man sehr genau hinschaut. Es reicht, das Zentrale zu wissen: Aus einer Stammzelle können alle Zellen werden, die wir schon besprochen haben. Das ist ein wahres Wunder und macht diese Zellen zu einem begehrten Stoff in der Heilung von Krebs und für die Forschung.

Solche Bildungsprozesse verschiedener Immunzellen passieren zigtausendfach jeden Tag im Körper. Doch in zwei Fällen wird die Aktivität der Zellproduktion besonders angeregt: Entweder ist das Immunsystem in Alarmbereitschaft und kurbelt eine rasante Zellbildung an, oder ein Blutverlust erfordert rasches Handeln – unfreiwillig herbeigeführt wie bei einer Verletzung, freiwillig wie bei der Blutspende.

Vom Goldlöckchen und den drei Bären – Die T-Zell-Schule

Haben Sie schon mal Kalbsbries gegessen, diese zarte Innerei? Ist nicht jedermanns Sache, nicht nur, weil es Fleisch ist und vom jungen Rind kommt. Falls Sie es aber jemals probiert haben, wissen Sie, was ein Thymus ist: der Ort, an dem sich die Schule der T-Zellen befindet. Hier werden aus jungen Zellen ausgebildete CD4- oder CD8-T-Zellen. Aber nur, wenn sie die Reifeprüfung bestehen. Die ist streng und – man muss es geradeheraus sagen – endet meist mit dem Tod.

Wie es mit der Schulpflicht so ist, sie klingt im Jugendalter aus. Das ist beim Thymus, der sich anfangs etwa eigroß hinter dem Brustbein versteckt, nicht anders. Er fällt spätestens in der Pubertät zusammen, denn dann wird er nicht mehr gebraucht. Bis dahin aber ist der Thymus überlebenswichtig, denn ohne ihn kann ein Mensch kein funktionierendes Immunsystem aufbauen – mit allen massiven Folgen.

Im Thymus passiert nämlich Folgendes: Aus dem Knochenmark gelangen die Vorformen der T-Zellen in den Thymus. Diese können noch alles werden: CD4-Zellen, Tregs oder CD8-T-Zellen. Im Thymus werden sie zunächst ausgebildet, auf Passung analysiert, behalten, umfunktioniert oder aber eiskalt getötet. Ein faszinierender Vorgang, denn der Körper bereitet hier zunächst ein riesiges Arsenal an Abwehrzellen vor, die möglichst jede fremde Struktur erkennen können. Dazu kombinieren sich in den T-Zellen verschiedene Genabschnitte immer wieder neu. So entstehen Milliarden an unterschiedlichen Zellen, die einfach erst mal alles erkennen können.

Aber dies ist nur der Anfang. Das System wird optimiert, indem im zweiten Schritt alle unpassenden Zellen aussortiert werden. Die erste Klasse besteht, wer durch die sogenannte positive Selektion kommt. Gerade hatten wir besprochen, dass eine T-Zelle einen Erreger über seine »Hand« – das HLA – erkennt. Bei der positiven Selektion kommen also nur die T-Zellen weiter, die genau diesen Handschlag – entweder als CD4- oder CD8-T-Zelle – eingehen können. Das bedeutet: Versetzt werden nur die Schüler, die das Potenzial haben, überhaupt etwas, das ihnen präsentiert wird, zu erkennen.

In der zweiten Klasse der Thymusschule findet dann die negative Selektion statt. Sie ist eines der größten Wunder des Immunsystems. Im Thymus gibt es ein kleines Enzym, genannt AIRE. Es baut quasi in Miniaturform jede Struktur, die es in unserem Körper gibt, einmal nach. So wird den T-Zellen im Schnellverfahren der ganze Körper mit all seinen Bestandteilen einmal vorgeführt: Das ist das Auge, das ist die Milz, das ist ein Fingernagel, das ist ein Ohr, und und und ... Der Trick ist aber, dass die Lehrer im Thymus gar nicht wollen, dass die T-Zell-Schüler reagieren. Regt sich nämlich einer der Schüler und springt auf die Struktur an, wird mit ihm kurzer Prozess gemacht oder, genauer gesagt, ihm wird nahegelegt, Selbstmord zu begehen, da er im Körper nichts zu suchen hat.

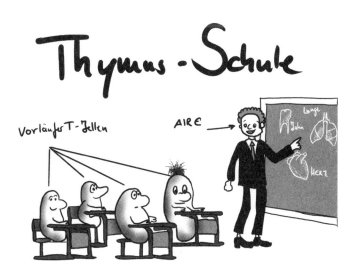

So kommen nur die Schüler zum Abschluss, die den Handschlag mit anderen Zellen beherrschen, aber alles, was natürlicherweise im Körper vorkommt, nicht erkennen.

Der ideale Absolvent einer Thymus-Schule sieht also so aus: gezielt aufmerksam und wirksam, aber nicht blind auf alles losschlagend. Eine Ausnahme gibt es jedoch. Nämlich den Schüler, der mit dem Finger zuckt, sich melden will, unsicher ist, es aber dann doch nicht tut. Die Lehrer des Thymus haben eine ganz besondere Rolle für ihn parat. Er wird zu einer regulatorischen T-Zelle. Das sind die Zellen, die energisch Warnungen aussprechen, wenn eine Immunantwort erforderlich ist, aber auch bremsen, wenn es nötig ist, das Immunsystem zu dämpfen. Im Englischen gibt es dafür – orientiert an einem alten Märchen – sogar einen Fachbegriff: *Goldilocks principle*, das Goldlöckchen-Prinzip, der richtige Mittelweg zwischen zwei Extremen. Goldlöckchen brach nämlich bei drei Bären ein und aß deren Essen aus ihren Schüsseln. Der erste Bär mochte sein Essen kalt, der zweite Bär wollte es sehr heiß und der dritte Bär speiste warm, was Goldlöckchen am liebsten war.

Wie wichtig es ist, dass der Körper diese regulatorischen Zellen, die Tregs, vorrätig hält, sieht man am Beispiel besonders gerissener Erreger – Viren und Bakterien, die sich so tarnen, dass sie eigenem Gewebe verblüffend ähneln. Sie tun das, damit der Körper sie möglichst nicht gleich als Feinde erkennt. Das hat sich über Tausende von Jahren in der Koevolution der Erreger mit dem Menschen so entwickelt. Ein bekanntes Beispiel dafür sind Streptokokken, bestimmte Bakterien. Es gibt viele verschiedene Arten davon, die meisten machen einen gesunden Menschen gar nicht krank. Manche Streptokokken sorgen aber dafür, dass sie dem Körper in einigen Strukturen so ähneln, dass er keine richtigen Immunantworten produziert. Die Immunzellen, die diese Struktur sofort erkannt hätten, wurden in der Thymus-Schule ausgesiebt. So muss der Körper geschickt Immunantworten bilden, aber gleichzeitig aufpassen, dass er sie nicht gegen sich selber richtet. Und die Tregs spielen hierbei eine entscheidende regulierende Aufgabe.

Hier wird gesiebt – Die Milz

Auf der linken Körperseite, kurz unter den letzten Rippenbögen, liegt ein faustgroßes, blutreiches Organ, das immense Bedeutung für das Immunsystem hat: die Milz. Bei einer Infektion kann dieser riesige Filter stark anschwellen, um das zu tun, was seine Aufgabe ist: Er siebt Zellen aus dem Blut, die defekt sind. Zu diesem Zweck führen große Blutgefäße durch die Milz. Aber neben der Siebfunktion stößt das Blut in der Milz auf einen Abwehrcocktail aus verschiedensten Immunzellen. Sie ist der Hauptspeicherort für die Monozyten und bildet ein enges Netzwerk aus B- und T-Lymphozyten und Fresszellen zur Erkennung und zum Abbau vermeintlicher Erreger. Das geschieht in zwei Regionen in der Milz – im weißen und im roten Mark. Das weiße Mark ist wie ein Lymphknoten aufgebaut. Dort wird die Entscheidung getroffen, ob eine Immunantwort ausgelöst werden muss. Im roten Mark sitzen dann die Makrophagen und fressen alles auf, das vorher als »gefährlich« markiert wurde, per Mustererkennung auffällig ist oder bereits zerfällt.

Die meisten herausgefilterten Zellen sind abgestorbene Blutkörperchen aus dem Blut. Das entlastet den Körper, kann aber im Einzelfall auch problematisch werden. Bei einer Malariainfektion müssen womöglich so viele abgestorbene rote Blutkörperchen gefiltert werden, dass das »Sieb« in der Milz verstopft. Und durch eine Infektion mit dem Epstein-Barr-Virus (Pfeiffersches Drüsenfieber) können sich beispielsweise B-Zellen so stark vermehren, dass die Milz gefährlich anschwillt. In seltenen Fällen kann sie sogar platzen.

Dann entsteht eine lebensbedrohliche Situation. Wie auch beispielsweise bei einem Radunfall mit einem Sturz über das Lenkrad, wobei es immer mal wieder zu einem Milzriss kommen kann. Dann ist Eile geboten. Es droht massiver Blutverlust. So ein proppenvolles Organ kann nicht genäht werden. Es muss raus. Man kann ohne die Milz leben, doch dann bleibt ein lebenslang erhöhtes Risiko für Infektionen zurück, die durch Bakterien und Pilze verursacht werden. Vor allem solche, die sich über das Blut verteilen. Wenn Menschen ohne Milz Fieber bekommen, heißt es daher, besonders vorsichtig zu sein. Schnell kann eine lebensbedrohliche Infektion auftreten. Also: lieber einmal mehr ein Antibiotikum als einmal zu wenig. Zusätzlich werden Menschen ohne Milz vermehrt geimpft, damit solche Komplikationen nicht auftreten.

Keine Toleranz bei Intoleranz! – Immuntoleranz

Nach meinen Erläuterungen fühlte sich Tilmann gar nicht mehr so krank. Vielleicht, weil er wusste, dass in seinem Körper eine ganze Armee dabei war, ihn zu retten. Womöglich hatte er etwas mehr Vertrauen in sein Immunsystem gefasst. Wir gegen die, das schien ihn aufzurütteln. Gegen die Eindringlinge, die es wagten, ihn auf dem Sofa niederzustrecken. Susanne hatte Tilmann einen Tee gekocht, an dem er vorsichtig nippte. Langsam wurde er ruhiger, gelassener. Passend erwähnte ich, dass es auch beim Immunsystem Zellen gebe, die darauf achten, dass nicht zu viel Hektik entsteht. Das gefiel besonders Lisa, die sich gerade genüsslich ihren zweiten Joint drehte.

Damals wie heute kann man die Abwehr des Immunsystems nicht ohne das gegenteilige Prinzip denken: die Immuntoleranz. Yin und Yang – das eine ist ohne das andere nicht existent. In Sachen Immunsystem kann man noch deutlicher werden: Ohne Immuntoleranz gäbe es uns alle nicht.

Jedes System braucht eine Kontrollinstanz. So überprüft der TÜV die Fahrtüchtigkeit von Autos, ein Wirtschaftsprüfer die Buchhaltung von großen und kleinen Konzernen und das Veterinäramt, ob Schweine auch artgerecht geschlachtet werden. Ohne Kontrollmechanismen würde bald Chaos herrschen, die Unfälle auf den Straßen würden zunehmen, vielleicht Bilanzen geschönt und in den Hinterhöfen würden wieder Kühe und Ziegen geschlachtet werden. Auch ein Immunsystem hat eine Kontrollinstanz, jemanden, der für Ordnung und nachvollziehbare Regeln sorgt. Die Abwehrtruppen müssen also bei Bedarf effektiv gestoppt werden können. Dafür gibt es zwei Arten der Immunkontrolle: Zum einen existieren darauf spezialisierte Zellen, die regulatorischen T-Zellen, die wir bereits kennengelernt haben, zum anderen regulieren Körperzellen, wenn sie eine zu starke Immunreaktion bemerken, selbst mittels blockierender Rezeptoren ihre Reaktivität herunter. Solche Immun-Checkpoints sind wichtig, um die Immunreaktion zu justieren. So viel wie nötig, so wenig wie möglich. Gerade optimal sollte sie sein und das umliegende Gewebe nicht kaputt machen.

Das Fremde in uns – Wo sich das Immunsystem anpasst

Überlegen Sie mal: Ein Embryo im Bauch der Mutter ist zwar genetisch gesehen zur Hälfte Mama, aber eben auch zur Hälfte Papa – und damit fremd. Fremdes jedoch wird vom Immunsystem bekämpft. Würde also lediglich das Prinzip der Immunabwehr existieren, so wäre eine Schwangerschaft gar nicht möglich. Denn selbst wenn Blutkreisläufe getrennt sind und das wachsende Kind in einer abgeschlossenen kleinen

Welt – in der Gebärmutter und darin wiederum in einer Fruchtblase – schwimmt, gibt es doch Begegnungen. Das mütterliche Immunsystem müsste den Embryo daher eigentlich abstoßen, genauso wie ein Transplantat. Das tut es aber nicht – ein beeindruckendes Zeichen der Anpassungsfähigkeit des Immunsystems. Es herrscht gleichsam Waffenstillstand zwischen dem Immunsystem der Mutter und dem des Embryos.

Wie die Toleranz der Mutter für ihr Kind entsteht, ist noch nicht ganz geklärt. Schließlich drückt das Immunsystem nicht neun Monate lang vollständig auf den Pausenknopf. Das könnte es sich auch gar nicht erlauben. Fest steht, dass die Plazenta einen Schutzwall zwischen Mutter und Kind bildet und somit keine volle Immunaktivität gegen den Embryo möglich ist. Zusätzlich ist das mütterliche Immunsystem während der Schwangerschaft geschwächt. Es wird, um den Embryo zu schützen, etwas heruntergeregelt. Unter anderem deshalb kommt es vermehrt zu Infektionen während der Schwangerschaft, und Schwangere gelten für einige (vor allem virale) Erkrankungen als Risikopersonen.

Neueste Forschungen ergaben eine Auffälligkeit: In der Schwangerschaft steigt der Anteil der Tregs, der regulatorischen T-Zellen, rund um die Plazenta und in der Nabelschnur erheblich. Und auch die Zahl der natürlichen Killerzellen nimmt deutlich zu. Man mag meinen, dass sie hier eher metzeln würden. Doch im Gegenteil: Sie scheinen eine regulierende, ja beschwichtigende Funktion zu haben. Wahrscheinlich können gerade lokal allzu kräftige Immunreaktionen dadurch unterdrückt werden. Und auch wenn wir täglich etwas Neues über das Immunsystem lernen, merken wir gerade bei diesem Thema, wie wenig wir bisher wissen.

100 Trillionen Organismen – Das Mikrobiom im Darm

Doch auch wenn das Thema Schwangerschaft für Sie weit weg sein mag, Immuntoleranz ist trotzdem Ihr täglicher Begleiter. Sie wissen es nur nicht. Gäbe es allein die Immunabwehr, so könnte Ihr Darm Nahrung nicht verdauen, sondern befände sich in ständigem Kampf mit ihr. Die grobe Unterscheidung »Eigen gleich gut, fremd gleich schlecht« würde jedem Joghurt, jeder Scheibe Brot und jedem Stück Camembert, das wir essen, den Garaus machen. Schließlich befinden sich auf und in diesen und vielen anderen Lebensmitteln zahlreiche Fremdstrukturen – man denke nur an Milchsäurebakterien, Hefen oder bestimmte Schimmelpilze. Und diese sollten nicht nur toleriert werden, sie sind sogar überaus wichtig für unsere Gesundheit. Doch woher »weiß« unser Immunsystem, welche Bestandteile tolerierbar oder sogar lebensnotwendig sind und welche eben nicht?

Zunächst einmal: Der Darm ist durch eine Barriere vom restlichen Körper getrennt – die mehrschichtige Darmwand. Nach innen wird sie von einer Schleimhaut abgeschlossen, in der sich etwa ein Drittel aller Antikörper produzierenden Zellen des menschlichen Immunsystems herumtreibt. Darunter sind neben anderen Immunzellen besonders viele regulatorische T-Zellen, die ihre aggressiveren Kumpel zur Besonnenheit mahnen. Dazu sorgen sie für eine Ausschüttung von Interleukin-10, das eine beruhigende, antientzündliche Wirkung hat. Die regulatorischen Zellen wissen um das Geheimnis unproblematischer Antigene. Das heißt, sie behaupten nicht wahllos, das Immunsystem solle sich in Sicherheit wiegen, sondern schöpfen aus einem fein sortierten Gedächtnis.

Dieses Gedächtnis bildet sich in den ersten Lebensmonaten. Bis ein Baby geboren wird, kommt sein Darm kaum mit Fremdem in Berührung. Das Baby schluckt ordentlich Fruchtwasser, in dem allerhöchstens ein paar mütterliche

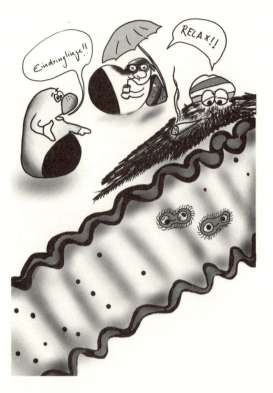

Zellen sind. Die müssen toleriert werden. Doch von einem Moment zum anderen ist alles anders: Die Geburt ist der Startschuss für die Ausbildung des adaptiven Immunsystems, das eine steile Lernkurve hinlegt. Los geht es damit, dass in den Verdauungstrakt mit der Muttermilch viele mütterliche Zellen kommen, an denen das kindliche Immunsystem schon ein wenig übt. Gleichzeitig sind in der Muttermilch ein Haufen mütterliche Immunzellen, die dankbar angenommen werden. Übrigens: Erhält ein Baby Muttermilchersatzprodukte, dann fehlen Immunzellen und die Anforderungen an den Darm hinsichtlich des Umgangs mit Fremdem sind deutlich höher, schließlich handelt es sich ja um ein angepasstes Kuhmilchprodukt.

Weiter geht es mit dem Üben durch kleinste Mengen von Stoffen, die vor allem über den Mund aufgenommen werden. In den folgenden Monaten wird dieser Weg nach und nach zum Haupteinfallstor fremder Stoffe. In den Darm gelangen immer mehr davon, die das Immunsystem herausfordern und es lernen lassen. Dabei folgt der Prozess dem Grundsatz: Wer zuerst kommt, siedelt zuerst. Entsprechend wichtig ist das Ankommen passender Antigene. So bildet sich eine – hoffentlich gesunde – Darmflora. Nach etwa drei Jahren ist es so weit: Das aus etwa 100 Trillionen – eine 1 mit 14 Nullen – Organismen bestehende Mikrobiom ist weitgehend stabil. Es begleitet den Menschen von nun an sein ganzes Leben lang.

Veränderungen des Mikrobioms sind von diesem Zeitpunkt an viel schwieriger und mögliche Fehleinstellungen können zu schwerwiegenden Erkrankungen führen. Aber auch genetisch bedingte Erkrankungen wie Morbus Crohn oder Colitis ulcerosa können zu chronischen Entzündungen des Darms führen, bei denen das Mikrobiom ständig attackiert wird. Kann das Immunsystem ungehemmt das Mikrobiom bekämpfen, sind chronische Entzündungen vorprogrammiert. Selbst drastische Maßnahmen wie die Stuhltransplantation vermögen oft nur kurz Abhilfe zu schaffen, wenn das Immunsystem übersensibilisiert ist.

Der potenziell tödliche Apfel – Immuntoleranz im Mund

Ganz nebenbei habe ich schon mein drittes Beispiel für die Bedeutung der Immuntoleranz erwähnt: den Mund. Stellen wir uns einmal vor, was mit einem knackigen Stück Bioapfel passieren würde, wenn Ihr Immunsystem nicht fein ausbalanciert wäre. Der Apfel käme in Kontakt mit der Mundschleimhaut, in der Abermillionen Immunzellen sofort melden würden: Das gehört nicht zu mir! Die Reaktion auf die vielen verschiedenen Apfelzellen sowie die Mikroorganismen auf und im Apfel wäre drastisch: Mit einer Schwellung des Gewebes würden Immunzellen bevorzugt in das Gefahrengebiet vorgelassen, fremde Zellen würden mithilfe von Immunzellpalisaden abgekapselt und Entzündungsstoffe ausgeschüttet; überall bildeten sich Pusteln oder Aphten, befallene Körperzellen würden geopfert und in den Tod geschickt. Eine schreckliche Angelegenheit, die nur die Immuntoleranz zu verhindern mag.

Doch auch hier ist der Körper eines gesunden Menschen in der Lage, den ihm ständig auflauernden, fremden Proteinen mit einer ausgewogenen Antwort zu begegnen. Das bedeutet im Fall von Nahrungsmitteln, dass die Immunantwort auf die Antigene in der jeweiligen Speise unterdrückt wird. Dazu setzt der Körper die Aktivität der T-Zellen herab und gibt stattdessen regulatorischen T-Zellen den Vorrang. Klingt klar und einfach, ist aber nur eine Folge einer Vielzahl von noch nicht vollständig untersuchten Mechanismen. Immunologen gehen davon aus, dass beispielsweise die Zusammensetzung und Menge des Antigens, die Wege, auf denen es in den Körper eintritt, physikalische Barrieren, Verdauungsprozesse, bestimmte Mundbakterien und die individuelle Immunregulation an der Entwicklung der Immuntoleranz beteiligt sind. Anders gesagt: Ein Apfelstück ins Blut gespritzt würde eine ganz andere Immunreaktion hervorrufen. Sogar Darmbakterien spielen eine Rolle, weshalb Internisten davon sprechen, dass Darmgesundheit schon im Mund beginnt. Die Lehre daraus: Auf das richtige Maß kommt es an, wie immer im Leben.

Die Herausforderer

Mir war klar: Nun ging es ans Eingemachte. Als Nächstes würde ich meine WG mit der geballten Menge an Informationen über verschiedene Erreger konfrontieren. Bei vielen würden sie sicher kaum mit der Wimper zucken. Zu weit weg waren Malaria und Co. Bei anderen Themen – wie den Pilzen – musste ich aufpassen, niemandem zu nahe zu treten. Sandra war – das verriet ihre Körperfülle – besonders gefährdet, was Hautpilze unterm Busen oder in den Speckfalten betraf. Bei Markus sagte mir nicht nur meine Nase, dass der Fußpilz beste Chancen hatte. Und Susanne musste aufpassen, dass ihre Fußballeraffäre nicht noch ungewollte weitere Benefits in Form von Hefepilzen bereithielt. Und machtlos waren wir alle gegen jene Schimmelpilze, die uns in jeder Sekunde umgaben und die wir mit jedem Atemzug einatmeten.

Viren, Bakterien, Parasiten und Pilze – alle können uns krank machen. Aber das war's dann auch mit der Gemeinsamkeit dieser verschiedenen Erreger. Allein schon ihre Größe ist fundamental verschieden. Der kleinste Erreger ist ein Prion (zum Beispiel der Verursacher von Rinderwahn). Er ist eigentlich noch nicht mal ein Erreger, sondern nur ein falsch geformtes Protein, das ähnliche Proteine »auffordert«, ihre Form ebenfalls zu ändern. Deutlich größer, nämlich bis zu 440 Nanometer im Durchmesser, sind Viren, noch mächtiger Bakterien mit bis zu 0,3 Millimeter Durchmesser und fast schon gigantisch die Teppiche bildenden Pilzkolonien sowie die mit bloßem Auge oft mühelos erkennbaren Parasiten. Manche Erreger sind Lebewesen – wie Bakterien, Parasiten und Pilze –, Viren sind es nicht.

Helfer, die gern mal die Seite wechseln – Bakterien

Sehen wir es mal ganz unemotional: Arschlecken ist hygienischer als Küssen. Stimmt! Denn wir haben mehr Bakterien im Mund als im Anusbereich – vorausgesetzt, dieser ist nicht gerade gut gefüllt. Auch die bakterielle »Artenvielfalt« ist im Mund sehr viel höher als in einem ausgewogenen Enddarm. Aber ganz unabhängig von Mengenangaben: Bakterien sind überall. Ihre Anzahl geht in die Billionen.

Sie sitzen auf unserer Haut, sind in unserem Speichel, kreuchen und fleuchen überall dort, wo wir stehen und gehen. Auf jeder Oberfläche, jedem Gegenstand. Wir tauschen täglich Tausende von ihnen mit unseren Mitmenschen beim Händeschütteln aus. Wenn wir darauf verzichten, mögen es ein paar weniger sein, aber es reicht auch schon, dass wir von der Kassiererin das Wechselgeld entgegennehmen. Und manchmal müssen wir auch nur mit der Atemluft unseres Gegenübers in Berührung kommen. Wir essen und trinken Bakterien und hinterlassen sie wie einen Fingerabdruck überall dort, wo wir waren.

Einige wenige Menschen haben diese Allgegenwart so sehr verinnerlicht, dass sie mit einem Waschzwang reagieren. Diese Angst stellt Personen vor große Probleme, denn: Wir werden die Bakterien nicht los. Sollten wir auch nicht – ganz im Gegenteil. Ziemlich oft können sie sogar sehr hilfreich sein.

Das wird am deutlichsten an den Hautbakterien, die ich schon angesprochen habe: Sie gehören zur natürlichen Hautflora, die die erste Barriere gegen Eindringlinge darstellt. Andererseits sind die meisten von ihnen zumindest potenziell gefährlich. Das heißt: Unter ungünstigen Bedingungen – am falschen Ort, bei geschwächtem Immunsystem – können unsere Helfer die Seiten wechseln und uns ziemlich schaden. Der *Streptokokkus epidermidis* und der *Staphylokokkus aureus* sind zum Beispiel solche Kandidaten. Auf der Haut besetzen sie üblicherweise viel Platz und halten noch üblere Gesellen ab. Die Propionibakterien hingegen haben sich der Abwehr verschrieben. Sie spalten Propionsäure und sorgen damit für ein saures Milieu, in dem sich viele fremde Antigene nicht wohlfühlen. Ihnen tun es die Corynebakterien gleich, wenn auch mit einem anderen Mechanismus: Sie spalten in den Talgdrüsen Fette in Fettsäuren und tragen damit ebenso zum besonderen Hautklima bei.

Viele dieser Bakterien, die zumeist friedlich mit uns zusammenleben, existieren symbiotisch mit dem Menschen. Eine Symbiose ist nichts anderes als ein guter Deal für beide Seiten – also: Bienen sammeln Nektar und bestäuben dabei Pflanzen, Putzerfische verspeisen Parasiten auf der Haihaut. Genauso produziert im menschlichen Darm das Escherichia-coli-Bakterium (oder kurz E.coli) nicht nur das meist unangenehm riechende Gas, das als Furz aus dem Körper entweicht, es produziert auch das lebensnotwendige Vitamin K. Damit wir diesen für die Blutgerinnung unabdingbaren Stoff zur Genüge erhalten, füttert der Körper unsere Darmbakterien tagein, tagaus mit den Leckereien, die sie zum Leben brauchen. Solche Symbiosen haben sich im Laufe der Evolution ausgebildet. Das beste Beispiel dafür sind die Mitochondrien, die in allen Körperzellen vorkommen. Diese Kraftwerke produzieren Moleküle, die jede einzelne Zelle zum Leben braucht. Und sie sind vermutlich vor Jahrmillionen in ihrer bakteriellen Vorform eine äußerst erfolgreiche Symbiose mit unseren Ururur...-Zellen eingegangen.

Erst in den letzten 350 Jahren haben Menschen all dieses Wissen erlangt, denn vorher waren Bakterien schlicht unsichtbar für uns. Es brauchte erst die Erfindung des Mikro-

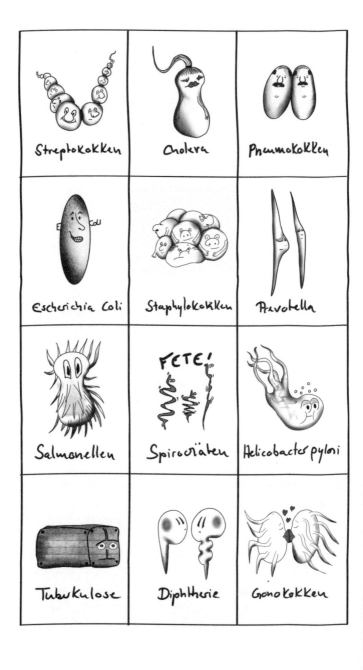

skops und die Neugier von Forschern wie Antoni van Leeuwenhoek, die dazu führten, dass die kleinen Lebewesen in den Fokus rückten. Und was da alles zum Vorschein kam und zumeist nach dem Aussehen benannt wurde: kugelförmige Kokken, bazillenartige Stäbchen, wendelförmige Spirillen, Streptos in Ketten aneinander, Staphylos zu Trauben zusammengedrängt, und doppel ankommende Diplos. Es finden sich keulenförmige Corynes und hammerartige Vibrionen, Kaulos haben sogar Stiele.

Je mehr man sich in die mikroskopischen Versuche hineinwagte, desto wichtiger wurde es auch, die Zellbestandteile gut sehen zu können. Der dänische Bakteriologe Hans Christian Gram hatte eine tolle Idee. Er färbte sie mit zwei Farbstoffen. Erst kristallviolett, in einem satten Blauton also. Dann wusch er ihn mit Alkohol heraus und nahm als Nächstes rotes Fuchsin. Dabei verhielten sich die von ihm untersuchten Bakterien unterschiedlich. Die grampositiven Bakterien, die eine einschichtige, dicke Wand haben, ließen den einmal eingedrungenen blauen Farbstoff nicht wieder heraus, die gramnegativen mit einer mehrschichtigen, dünnen Wand schon. Erstere sahen unter dem Mikroskop also am Ende blauviolett aus, die anderen rot. Das war wichtig, um die Bakterien gut studieren zu können. Es erzählte aber auch eine Menge über die Möglichkeiten, Bakterien zu bekämpfen.

Gerade wurde bereits deutlich: Bakterien haben eine Zellwand – wie ein Luftballon hält diese Wand alles zusammen, was sich in ihrem Inneren befindet. Menschliche Zellen haben keine Zellwand, sondern nur eine schützende Membran. Dafür sind beim Menschen in der Zelle unzählige Trabekel, die die Zellmembran stützen. In diesem wesentlichen Unterschied im Aufbau der Membrane beziehungsweise Wände liegt die zentrale externe Möglichkeit, Bakterien zu bekämpfen: Viele der Antibiotika sind gegen die Zellwand gerichtet. Weil Körperzellen keine haben, werden sie nicht durch Antibiotika angegriffen. Und bei den Bakterien sind sie bei grampositiven mit der dicken Zellwand natürlich wirksamer als bei gramnegativen, denen man noch anders zu Leibe rücken muss.

Bakterien haben in dem ewigen Versuch, geeignete Wirte zu finden und gegen die Immunarmee zu bestehen, einige Superkräfte entwickelt. Manche benutzen einen langen Schwanz zur rascheren Fortbewegung (beispielsweise das Cholera-Bakterium), andere haben überall auf ihrer Oberfläche kleine Härchen, wie der Waschlappenkeim Proteus, um sich fortzubewegen, festzuhaken und die Umgebung zu »erfühlen«. Es gibt welche, die sich gleich dem Trojanischen Pferd in einer Zelle verstecken (Mikroplasmen), oder solche, die eine Schleimhülle als Tarnkappe benutzen. Viele Bakterien überleben nur kurze Zeit außerhalb des Körpers in der Hitze oder Trockenheit. Anthrax-Bakterien und einige andere sind da cleverer: Sie verweilen in winziger Sporenform als unauffällige Schläfer in der Erde, manchmal jahrelang. Sie haben zum Überdauern nur das Nötigste dabei: das Erbgut und ein paar Proteine, wie Astronautennahrung verpackt – ohne Wasser und ohne Verderbliches. Dann wirbelt eines Tages der Staub auf und bläst die Sporen in die Lunge. Erst dort entfalten sie ihre Kräfte und werden quasi wieder zum Leben erweckt.

Dass manche Bakterien Farbstoffe bilden und so in der Umwelt womöglich für blaue Lagunen oder rosa Seen sorgen, mag noch romantisch sein. Das ist meist harmlos. Anders verhält es sich mit der Kahnhaut auf stehenden Gewässern. Ein oft süßlicher Geruch umgibt solche Gewässer, die mit *Pseudomonas aeruginosa* verseucht sind. Das graugrünliche Bakterium mit einem mandelartigen Geruch ist ein gefährlicher Krankenhauskeim. Bakteriologen erschnuppern ihn sofort. Und den Film auf dem Wasser – typisch für Pseudomonas, aber auch andere Bakterien – erkennt sogar ein ungeübtes Auge. Diese Schicht wird Biofilm genannt und ist im Krankenhaus gefürchtet. Denn die schleimige Decke lässt sich schwerlich abwaschen, sie bietet keine Angriffspunkte für die Immunarmee. Das ist besonders gefährlich, weil sich die entsprechenden Bakterien liebend gern auf Kunststoffen und Metallen niederlassen, die in der Medizintechnik Verwendung finden – bei Gelenkersatz, Stents oder Herzklappen beispielsweise. Es hilft dann nichts. Ist ein Implantat mit einem Biofilm von Bakterien übersät, muss es wieder raus. Weder Immunsystem noch Antibiotika können da etwas ausrichten.

Es gibt Hunderte, ja Tausende spannende Bakterien, zu denen sich beeindruckende – mehr oder weniger bekannte – Geschichten erzählen ließen. An vielen zeigt sich: Mikrobiologen und Virologen rücken nur dann in den Mittelpunkt des Interesses, wenn sie es mit Epidemien aufnehmen müssen. Das ist bei Corona so, das war schon bei der Pest so. Jahrhundertelang war die Menschheit diesem Bakterium scheinbar hilflos ausgeliefert.

Als 1887 das Institut Pasteur gegründet und zum Zentrum der Grundlagenforschung wurde, wusste man bereits, dass unzählige kleine einzellige Lebewesen die Menschheit herausfordern. Manche waren so gefährlich, dass man dem Massensterben bisher nur hatte zuschauen können. Ein besonderes Rätsel rankte sich um die Pest, die in zahllosen Wellen wieder und wieder über die Kontinente schwappte. Welcher Erreger war verantwortlich? Das herauszufinden, hatten schon viele erfolglos probiert. Im 19. Jahrhundert nahm die Suche im Windschatten des Imperialismus Fahrt auf. Eroberungen galt es nicht nur geografisch zu machen, sondern auch die intellektuelle Vorherrschaft sollte bewiesen werden. Kein Wunder, dass das Institut Pasteur einen seiner Mitarbeiter, Alexandre Yersin, zu einem Pestherd sandte: nach Hongkong. Dort sollte er – vor einem konkurrierenden japanischen Forscherteam – den Erreger finden und damit die Bekämpfung der Pest ermöglichen. Sein Erfolg führte zur höchsten Auszeichnung für einen Mikrobiologen: das neu entdeckte Bakterium erhielt den Namen Yersinia pestis.

Pest ist heute behandelbar und hat ihren Schrecken verloren, sie spielt in unserem Leben keine wirkliche Rolle mehr. Wie unterschiedlich und facettenreich die Welt der Bakterien ist, zeigt sich, wenn man sich exemplarisch drei von ihnen genauer vornimmt: ein Bakterium, das die Menschheit als infektiologischer Killer seit Jahrtausenden begleitet. Eines, das fast überall vorkommt – ein wahrer Alleskönner, den unser Immunsystem aber zumeist gut im Griff hat. Und eines, das an einem Ort überlebt, wo sonst fast nichts bestehen kann – im direkten Kontakt mit der Magensäure.

Das schöne Dahinwelken – Tuberkulose
Dieser Erreger hat literarisch Karriere gemacht. Weniger seine brutale Version, die jahrhundertelang vor allem in der einfachen Bevölkerung die Menschen dahinraffte. Vielmehr sein Wüten in der Oberschicht. Vom »schönen Dahinwelken« war die Rede, von der Schwindsucht, die höchst dekorativ in den Tod führen konnte. Die Kunst des 19. Jahrhunderts ist voll von ausgezehrten Körpern, blassen Gesichtern mit roten Wangen und glänzenden Fieberaugen. Fontanes Effi Briest stirbt nicht nur an gebrochenem Herzen, sondern auch an Tuberkulose. Thomas Manns Hans Castorp stellt das Lungensanatorium als eigenen Gesellschaftsraum vor. Edvard Munch malte »Der Tod im Krankenzimmer« und »Das kranke Kind«, um sein Lebensthema zu bearbeiten.

Doch warum machte die Tuberkulose Kunst-Karriere? Es war und ist ihr nur schwer beizukommen. Der Erreger, *Mycobacterium tuberculosis*, wurde von Robert Koch, der dafür später den Nobelpreis erhielt, schon 1882 entdeckt. Das war ein Durchbruch, denn davor hatte man die Tuberkulose aufgrund der vielfältigen Symptome vor allem im Frühstadium – leichtes Fieber, Gewichtsverlust und allgemeines Schwächegefühl – oft mit anderen Krankheiten verwechselt. Nun aber war der Weg frei für eine Spurensuche nach den Tuberkeln, den – so lässt sich der Begriff aus dem Lateinischen übersetzen – »kleinen Geschwülsten«. Robert Koch kamen hier große Verdienste zu, doch seine gleichzeitige Suche nach einer wirksamen Behandlung war weniger erfolgreich: Seine von ihm stets geheim gehaltenen Studien zu einem Impfstoff führten bei den Probanden zu erheblichen Nebenwirkungen und teilweise sogar zu Todesfällen. Was er damals nicht wusste: Auch Tuberkulose (oder kurz TBC) kann Sporen bilden, und er infizierte die Menschen – anstatt sie zu impfen – einen nach dem anderen mit Tuberkulosebakterien. Bei der fieberhaften Suche nach der Vorgehensweise des Bakteriums wurde klar: Das ist ein besonders schwieriger Kandidat.

Mycobacterium tuberculosis ist die Schildkröte unter den Bakterien. Der Erreger wächst – im Vergleich mit anderen Bakterien – unglaublich langsam. Seine Verdoppelungszeit beträgt sechs bis 24 Stunden, je nach Bedingungen. Im Vergleich: Unser Darmbakterium Escherichia coli hat sich in 20 Minuten bereits verdoppelt. Viele andere Erreger haben ja folgende Strategie: »Wenn ich mich schneller vermehre, als die Abwehrzellen mich kaputt machen, bin ich erfolgreich.« Nicht so der Tuberkuloseerreger. Durch die Beschaffenheit seiner mehrschichtigen Zellwand, die mit einer dicken, wachsartigen, säurefesten Schicht abschließt, ist er ungeheuer widerstandsfähig. So überlebt er mühelos in der freien Natur und wartet auf den richtigen Moment, um einen neuen Wirt zu besiedeln.

Die Wachsschicht und die langsamen Wachstumseigenschaften machten es auch so schwierig, dem Erreger überhaupt auf die Spur zu kommen. Weder konnte man ihn auf Agarplatten wachsen lassen, noch im Mikroskop blau oder rot anfärben. Die Legende will es, dass Robert Koch das Bakterium nur durch einen dummen Zufall entdeckte. Emmy Koch, seine damalige Frau, rief ihn zum Essen und in Gedanken versunken ließ er seine Mikroskopierplättchen mit den Proben am Herd stehen. Das Wachs der Bakterienwand schmolz, und mit einem Mal ließen sich die Tuberkulosebakterien anfärben.

Aber auch für das Immunsystem ist diese Wachsschicht problematisch. Im Körper angekommen, sorgt die dicke Wachsschicht dafür, dass das Immunsystem lange rätselt: Ist das eine Gefahr oder eher nicht? Doch auch wenn der Alarm losgeht, lehnt sich der TBC-Erreger gelassen zurück – und lässt sich einfach von den Makrophagen fressen. Denn damit ist sein Leben nicht zu Ende. Die Fresszellen können ihm kaum etwas anhaben, die nächste Waffe steht schon bereit: Das Bakterium sorgt dafür, dass das Aufgefressene gar nicht zersetzt, also der Phagolysosom-Komplex nicht aktiviert wird. Der wäre dafür verantwortlich, dass der Eindringling verdaut wird. Das Immunsystem versucht es daher mit einer zweiten Verteidigungsidee: Es bildet um den Makrophagen einen Wall aus Neutrophilen. Das muss man sich wie eine Quarantänestation vorstellen. Die Neutrophilen schirmen alle Nährstoffe von den Makrophagen samt verschluckten Erregern ab, damit sie sterben.

Diesen Prozess – den Wissenschaftler Nekrotisierung, also Tötung, nennen – kann man bei der Hauttuberkulose von außen, bei der Lungentuberkulose jedoch nur unter dem Mikroskop erkennen. Es bilden sich lauter kleine Herde, die wie Hirsekörner aussehen. In ihnen soll wiederum das *Mycobacterium tuberculosis* verhungern, was es aber nicht immer tut. Es kann als Spore lange dort drinnen überdauern, bis zu den nächsten günstigen Gelegenheiten. Aus Sicht des Eindringlings sind das solche, in denen das Immunsystem nicht ganz auf der Höhe ist oder wo die Neutrophilen-Wärter gerade Mittagsschlaf machen. Dann trumpft Tuberkulose wieder auf – es droht ein Wiederaufflammen der Infektion. Natürlich werden auch CD8- und CD4-T-Zellen, B-Zellen und Antikörper aktiv. Sie sind nur nicht so gut darin, die Tuberkulosebakterien zu bekämpfen. Je nach Zustand des Immunsystems gelingt es mehr schlecht als recht.

Das sind keine guten Voraussetzungen für einen wirksamen Impfstoff, weshalb es den auch nicht mehr gibt. In

Deutschland begann die Geschichte der TBC-Impfung höchst tragisch mit einem Impfunglück in Lübeck, bei dem 77 Kinder starben, da statt abgetöteter Bakterien noch lebende Sporen injiziert wurden. Eine Gefahr, die unter den heutigen Produktionsbedingungen von Impfstoffen nicht mehr besteht. Eine weitere Impfung, die seit der Nachkriegszeit verfügbar war, wurde wegen zu geringer Erfolgsquoten – nur 30 Prozent der Geimpften waren immunisiert – Ende der 1990er-Jahre wieder eingestellt. Allerdings kennt man heute wirksame Antibiotika gegen Tuberkulose. Bei vielen Krankheiten hemmen Antibiotika das Wachstum und das Immunsystem tut den Rest, was aber bei der Trägheit des Tuberkulosebakteriums nicht ganz so gut funktioniert. Wegen des komplizierten Aufbaus dieser Mycobakterien braucht es daher wirkliche Hammer – meist vier verschiedene Antibiotika –, um in monatelanger Behandlung die Infektion in den Griff zu kriegen. Das ist aufwendig, nebenwirkungsreich und durch die lange Behandlungsdauer resistenzanfällig.

Hier liegt nämlich das nächste Problem: Zunehmend bilden sich Erreger, die gleich gegen eine Vielzahl von Antibiotika resistent sind. Man spricht von multiresistenter Tuberkulose, die zahlreiche Wissenschaftler und Ärzte weltweit besorgt. Kann man Tuberkulose nicht mehr gut behandeln, flammt ein altbekanntes Problem wieder auf. Bereits jetzt ist die Krankheit der größte infektiologische Killer weltweit.

Zudem gibt es einen weiteren Grund für die bleibende Aktualität des Themas Tuberkulose: In vielen Ländern der Erde ist keine ausreichende Daseins- und Gesundheitsvorsorge für den Kampf gegen Tuberkulose verfügbar. Stellt man schließlich noch in Rechnung, dass die spezifischen Antibiotika in den Subtropen und Tropen aufgrund von Fluchtmutationen zunehmend schlechter wirken, wird klar, warum die »weiße Pest« noch immer eine ernst zu nehmende Gefahr darstellt.

Halskettenbakterienschmerzen – Streptokokken

Wie eine Perlenkette reihen sich die kleinen Kügelchen (Kokken) aneinander. Sie bilden unzählige gebrochene Ketten (*streptos* = Halskette). Eigentlich sind diese anfärbbaren Bakterien ganz schön anzuschauen, könnten sie unbehandelt nicht tödliche Infektionen verursachen.

Diese nach ihrem Aussehen benannten Streptokokken sind eine ganze Bakteriengruppe, die in verschiedene Typen unterteilt werden kann. Das ist wichtig, da sie zum einen unterschiedlich krank machen, zum anderen auch physiologisch, also natürlich, auf der Haut vorkommen. Damit man sie auseinanderhalten kann, ist es heute möglich, sich zum einen ihr Genom anzuschauen. Das ist zwar genau, dauert aber lange und ist zudem teuer. Anders ist es, wenn man diese Streptokokken nach ihrem Verhalten klassifiziert. Richtig! Auch Bakterien haben einen Charakter und verhalten sich meist recht speziell.

Viele Bakterien wachsen gut auf Blutagar. Das ist Blut vom Schaf, Kaninchen, Rind oder ähnlichen Tieren. Früher hatten Virologen und Mikrobiologen ihre eigenen Ställe. Vor ein paar Jahren gab es bei uns im Institut auch noch einen Schafstall, den ich Ihnen hätte zeigen können – übrigens wahlweise auch einen Ziegen- oder Karnickelstall. Er diente dazu, das nötige Blut für den Blutagar zu bekommen. Das Tierblut wird in einer Bouillon vermischt mit Agar. Agar-Agar wiederum wird aus Seealgen – vor allem Rotalgen – gewonnen. Sie kennen es womöglich aus dem Supermarkt, wo es als vegane Alternative zu Gelatine angeboten wird. Mit Blut vermengt ergibt es eine perfekte Nährlösung für Bakterien. Ausgegossen auf Platten, wird die Mischung schnell hart und man kann darauf alles Mögliche wachsen lassen. Blut ist ein idealer Nährboden für Bakterien und Pilze. Dann noch ein mollig warmer Ofen mit 37 Grad Celsius Wohlfühltemperatur und optimaler CO_2-Belüftung – fertig ist der Brutkasten. Hier wachsen innerhalb von Stunden Kolonien an Bakterien und Pilze heran. Nicht alle Bakterien gedeihen gleichermaßen auf dem Blutagar. Einige mögen es lieber, wenn der Agar vorher gekocht wird – das nennt man dann Schokoladenagar –, andere lieben es, wenn bestimmte Stoffe zum Wachstum zugesetzt wurden oder Antibiotika andere Bakterien zunächst gezielt hemmen.

Einmal auf der optimalen Platte gelandet, wachsen die Bakterien oder Pilze sehr unterschiedlich. Manche wuchern wie ein Rasenteppich, einige drücken sich schleimig vorwärts, andere wachsen wie braune Noppen, manche wiederum strahlen in alabasterfarbenem Weiß. Auch riechen sie zum Teil sehr eindrücklich. Ja, ein Mikrobiologe kann wie ein Parfümeur einen Raum betreten und manchmal sofort sagen, was hier gerade gezüchtet wird. Anhand des Wachstums und Geruchs können Bakterien und Pilze schon einmal grob eingeteilt werden. Das hilft manchmal als erste Orientierung dafür, welches Antibiotikum anschlägt, wenn es schnell gehen muss.

Mit einer Reihe von Experimenten kann danach das Bakterium noch weiter klassifiziert werden. Man spricht von einer »bunten Reihe«, da die Klassifikation häufig durch einen Farbumschlag gekennzeichnet ist. Hierbei wird nach einem Schema abgefragt: was das Bakterium zum Beispiel am liebsten isst, ob es auch bestimmte Zucker verdauen kann oder gewisse spezielle Enzyme hat, die nicht jedes Bakterium vorweisen kann. Über ein schrittweises Herantasten und Charakterisieren der Eigenschaften kann am Ende sehr genau gesagt werden, um welches Bakterium es sich handelt. Nur dass heute dafür üblicherweise nicht mehr jemand am Labortisch sitzen muss. Mittlerweile machen solche Experimente große Maschinen, in denen Bakterien in einer Kartusche darauf warten, analysiert zu werden.

Zurück zu den Streptokokken. Auch sie gehen unterschiedlich mit dem Blutagar um. Zwar wachsen alle drei Streptokokkenarten als weiße Punkte auf dem roten Blutagar, doch schon hier kann man eindrückliche Unterschiede sehen. Die eine sichtbare Gruppe sind die vergrünenden Streptokokken. Sie heißen so, da sie das rote Hämoglobin des Blutes teilweise auflösen und den Blutagar auf diese Weise grün färben. Das sind zum Beispiel jene Bakterien, die bei jedem von uns in der normalen Mundflora vorkommen. Sie können zwar an der Kariesentstehung beteiligt sein, sind aber nicht lebensbedrohlich. Meistens jedenfalls. Anders sieht es aus, wenn diese Bakterien im Blut auftauchen: Bei einer Sepsis oder wenn sie sich auf einer Herzklappe breitmachen, sind sie nämlich außerordentlich gefährlich.

Die Mikrobiologin Rebecca Lancefield hatte ein besonderes Interesse an Streptokokken. Ihr gelang die Klassifikation dieser Bakterien anhand deren Eigenschaften – kein Wunder, dass die Unterteilung der Streptokokken nach ihr benannt wurde und bis heute als Lancefield-Klassifikation geführt wird. Vor allem interessierte sie sich für diejenigen Streptokokken, die die roten Blutkörperchen vollständig auflösen. Sind sie am Werk, wird der Blutagar gelblich bis klar. Diese hämolysierenden Streptokokken kennt man bei einer Mandelentzündung. Auch wenn sie zunächst nur leichte Halsschmerzen verursachen, muss man die Infektion mit einem Antibiotikum behandeln. Denn sonst kann sie allzu schnell durch falsche und übersteigerte Immunantworten zu rheumatischen Erkrankungen führen. Dabei richten sich die Immunantworten immer mehr auch gegen den eigenen Körper. Vor allem das M-Protein der Streptokokken ähnelt Strukturen in den Gelenken und verführt so den Körper dazu, sich gegen sich selbst zu wenden. Mediziner sprechen dann von Sekundärerkrankung oder Folgeerkrankung wie Arthritis, rheumatischem Fieber oder Nierenentzündung. Da der Schaden gerade durch solche Reaktionen hoch ist, die Multiresistenzgefahr von Streptokokken gegenüber Antibiotika hingegen gering, ist die Entscheidung leicht: Man sollte dem Immunsystem auf die Sprünge helfen.

Ein einfaches Penicillin hilft in den ersten Tagen schon weiter und kann ein Leben lang vor Langzeitfolgen schützen. Antibiotika sind die Retter vor vielen früher oftmals tödlichen Erkrankungen. Die ersten entdeckten Antibiotika wurden aus Pilzen gezüchtet. Tatsächlich wehren sich Pilze durch die Antibiotikaproduktion gegen bakterielle Übersiedelung, was Louis Pasteur 1877, Jahrzehnte vor der Erforschung des Penicillins, mit »Leben verhindert Leben« kommentierte. 30 Jahre vor dem berühmt gewordenen Experiment Alexander Flemings fand der französische Militärarzt Ernest Duchesne heraus, dass bestimmte Schimmelpilze Bakterien abtöten können. Diese Beobachtung, die er in seiner Doktorarbeit festhielt, geriet aber bald in Vergessenheit. Erst im Jahre 1928 fand Fleming in seinem Labor eine verschimmelte Agarplatte, auf der eigentlich Staphylokokken wachsen sollten, die aber von den Absonderungen des Pilzes *Penicillium notatum* verdrängt worden waren. Er hatte also schlampig gearbeitet und dadurch zufällig das Penicillin entdeckt. 1941 wurde das Medikament dann am ersten Patienten erfolgreich eingesetzt. Seitdem boomt die Entdeckung neuer Antibiotika und der richtige Einsatz ist so kompliziert, dass häufig Spezialisten befragt werden müssen, welches Antibiotikum bei einer bestimmten Erkrankung am besten wirkt.

Die dritte Gruppe der Streptokokken sind die gamma-hämolysierende Streptokokken. Den Blutkörperchen tun sie nichts. Sie führen daher auch zu keiner sichtbaren Veränderung des Blutagars und sind von untergeordneter Bedeutung, wenn auch Vertreter, die sonst in friedlicher Übereinkunft mit unserem Körper leben, am falschen Ort krank machend sein können.

Gerade die unterschiedlichen Typen der Streptokokken erinnern daran, dass man nicht alle über einen Kamm scheren sollte. Wie überall gibt es angenehme und weniger angenehme Genossen. Ohne *Streptococcus thermophilus* würde beispielsweise aus Milch weder Joghurt noch Quark werden. *Streptococcus pyogenes* hilft im Mundraum und im Darm bei der Verdauung, kann sich aber auch gegen den Körper wenden und dann eine eitrige Mandelentzündung oder Scharlach verursachen. Welcher von beiden Wegen eingeschlagen wird, liegt in den genetischen Informationen des Erregers verschlüsselt – bei Scharlach ist auf ihnen eine entsprechende Zusatzinformation zu finden.

Die schlechte Nachricht ist: Da Streptokokken in uns, auf uns und in unserer Umgebung reichlich zu finden sind, entgehen wir ihnen kaum. Über Tröpfchen- oder Schmierinfektion finden sie etliche Eintrittspforten. Sehr selten gibt es daher tragische Todesfälle, bei denen unspezifische Beschwerden zu spät einer Streptokokkeninfektion zugeordnet wurden. In der überwältigenden Zahl der Fälle jedoch lautet die gute Nachricht: An Streptokokken kann man hervorragend sehen, wie die körpereigene Immunantwort erfolgreich funktioniert und wie moderne Antibiotika das Immunsystem unterstützen.

Und so eignen sich Streptokokken auch dafür, das Hohelied auf die Entwicklung der Antibiotika zu singen. Waren zum Beispiel dem Dichter Friedrich Rückert im 19. Jahrhundert noch zwei seiner Kinder – Luise und Ernst – innerhalb weniger Tage an Scharlach gestorben, so ist die in Rückerts *Kindertodtenliedern* beschriebene Infektion heute höchstens noch eine durch Fieber und Halsschmerzen etwas unangenehme und womöglich durch kühlende Eiscreme versüßte Zeit im Leben fast jedes Kindes.

Ein tödliches Experiment – Im Magen

Bis in die Mitte des 20. Jahrhunderts hinein haben die Wissenschaftler angenommen, dass der Meeresgrund der Tiefsee einer mehr oder weniger ebenen Wüstenlandschaft gleicht, in der es fern vom Sonnenlicht und wegen des hohen Wasserdrucks sowie der Temperaturen nahe des Gefrierpunkts kein

Leben gibt. Erst später wurde klar, dass der Tiefseeboden überaus vielgestaltig ist: die Anwesenheit von Bakterien eingeschlossen. Dann dachte man, dass es an Schwefelgasquellen sicher kein Leben gibt – doch auch hier konnte man Bakterien nachweisen. Seit Februar 2021 forscht nun der Rover »Curiosity« auf dem Mars nach Spuren von Leben und es kann gut sein, dass man auch hier fündig wird.

Bakterien kommen also an den unmöglichsten Orten vor. Einer der spannendsten davon im Körper ist der saure Magen, wo wirklich alles zersetzt wird. Auch dort würde man eigentlich kein Leben erwarten. Hätten Sie vor ein paar Jahren ein Magengeschwür bekommen, hätte man Ihnen empfohlen, Stress zu vermeiden, auf Alkohol, Fleisch und Zigaretten zu verzichten. Dieser Ratschlag ist zwar nicht falsch, schreibt aber Ihren empfindlichen Magen und das unangenehme Sodbrennen allein Ihrem Lebensstil und der Psychosomatik zu. Zwei australische Wissenschaftler – der Pathologe Robin Warren und der mittlerweile verstorbene Mikrobiologe Barry Marshall aus Perth – fanden das als alleinigen Grund nicht überzeugend und machten sich auf die Suche nach einem Verursacher.

Sie wurden fündig: in der Magenschleimhaut, die in direktem Kontakt mit der ätzenden Magensäure steht. Dort lebt *Helicobacter pylori*, ein gramnegatives Stäbchenbakterium mit Geißeln zur gezielteren Fortbewegung. Es hat äußerst unangenehme Eigenschaften: Es vermehrt sich im Schleim der Magenhaut und zersetzt ihn. Dort, wo das geschieht, fehlt anschließend die Barriere zwischen Magensäure und Magengewebe. Es entsteht eine heftige Entzündung, die alle Gewebeschichten durchdringt.

Mit der Erkenntnis, dass Helicobacter die Erkrankung verursacht, ist seit einigen Jahren erstmals eine wirkliche Therapie möglich. Aber der Preis für diesen Fortschritt war hoch: Man glaubte ihnen nicht. Es war eine Minderheitenmeinung, die sie da vortrugen und so wurden sie von den Kollegen belächelt und geschmäht. Die zwei Wissenschaftler traten daher den Beweis mit einem Experiment an. Überzeugt vom oralen Übertragungsweg schluckten beide eine konzentrierte Bakterienlösung. Schon kurze Zeit später wurden sie sehr krank. Helicobacter hatte Zellen des Magengewebes zerstört und zu einer schweren Magenschleimhautentzündung (Gastritis) geführt. Daraus entwickelte sich bei einem der Entdecker Magenkrebs, an dessen Folgen er verstarb.

Der Helicobacter ist also nicht zu unterschätzen, kann aber mittlerweile bekämpft werden. Antibiotika wirken auch im Magen und können sowohl gegen Magenschleimhautentzündung helfen als auch in einem frühen Stadium ein durch Helicobacter verursachtes Magenkarzinom heilen. Ebenso werden sie eingesetzt, wenn ständiges Sodbrennen womöglich auf eine Helicobacter-Infektion hinweist. In diesem Fall kann mittels einer Stuhluntersuchung, eines Atemtests oder einer Biopsie bei einer Magenspiegelung festgestellt werden, ob Helicobacter die Ursache ist. Trifft dies zu, muss eine geeignete Antibiotikatherapie folgen. Die angegriffene Schleimhaut wird außerdem kurzfristig durch Säureblocker entlastet und der Lebensstil sollte magenfreundlicher gestaltet werden.

Übrigens: Das Helicobacter-Bakterium kann nicht nur Medizinern spannende Geschichten erzählen, auch Ethnologen und Medizinhistoriker sind von ihm fasziniert. Durch die hohe Verbreitung von Helicobacter – etwa 50 Prozent der Menschheit tragen den Keim in sich – lassen sich Stammbäume des Bakteriums erstellen. Sie erzählen von den Wanderungsbewegungen der Menschen über die Jahrtausende: Durch den Helicobacter sind wir alle miteinander verbunden.

Gefährliche Unbekannte – Viren

Virus ist lateinisch und bedeutet Gift. Wie der Name entstanden ist, ist nicht überliefert. Viren sind merkwürdige Gesellen. So richtig erschließt sich nicht, was sie eigentlich tun. Die Virologen sind sich weitgehend darin einig, dass Viren keine Lebewesen sind. Aber irgendwie stehen sie doch dem Leben nahe, da sie die Möglichkeit haben, ihre eigene Vermehrung zu steuern und sich zu verändern. Viren befallen andere Zellen. Es gibt Viren, die sich auf Pflanzen, Pilze und Tiere – inklusive der Menschen – übertragen, und sogar solche, die sich auf Bakterien stürzen. Letztere nennt man Phagen. Sie brauchen die Maschinerie der anderen Zelle, denn selbst reisen sie nur mit dem Nötigsten: außen Hülle, innen Erbgut und ein paar Proteine, die für den Start notwendig sind. Das Erbgut besteht entweder aus RNA oder aus DNA und enthält die Baupläne für das Virus.

Es gibt Viren mit rechts- und andere mit linksherum gedrehten Erbinformationen, die Informationen sind einzel- oder doppelsträngig angeordnet, manche Pläne sind komplex, andere recht simpel. Aber allen ist gemeinsam: Die RNA oder DNA enthält alle Informationen, die nötig sind, um zu wissen, woraus Viren gemacht werden. Die Bausteine für das Virus und selbst die Maschinen, um die Bausteine zusammenzusetzen, muss allerdings die Zelle liefern. Sie wird stillgelegt, ausgeraubt und geplündert. Einmal von den Viren übernommen, geht es nur noch um die Produktion neuer viraler Nachkommen.

Während die Viren in den Zellen ihre Nachkommen zusammenbauen lassen, wird die Zelle schwächer und schwächer. Sie verendet dann meist an Nährstoffmangel oder fehlender Energie. Am Überleben der Zelle hat das Virus aber auch gar kein Interesse. Es nutzt sie, bis sie stirbt – und wechselt dann einfach zur nächsten Zelle. Über Jahrtausende hinweg hat die menschliche Zelle gelernt, mit solch rücksichtslosen Eindringlingen besser umzugehen. Sie hat spezielle Rezeptoren entwickelt, um diese Viren früh zu erkennen und die Schotten dichtzumachen. Solche Rezeptoren, die dem angeborenen Immunsystem angehören, gibt es in rauen Mengen in den Zellen, um die Fülle an Viren zu erkennen und dann dagegen vorzugehen: Das geschieht über den Botenstoff Interferon.

Aber nicht jede Zelle muss sich gleichermaßen vor jedem Virus fürchten. Es gibt Viren, die sind vor allem auf die Zellen in der Leber gierig, das sind die Hepatozyten. Daher auch ihr bekannter Name: Hepatitisviren. Andere dringen in die Nervenzellen ein wie das Poliovirus, das lange Zeit gefürchtet war als Verursacher von Kinderlähmung. Oder die Viren, die als HIV die CD4-T-Helferzellen befallen und damit das gesamte Immunsystem schwächen. So hat jedes Virus seine Lieblingszelle. Beim Menschen, aber auch im Tier- und Pflanzenreich.

In den letzten Jahren sind vermehrt jene Viren in den Fokus gerückt, die Bakterien infizieren: die Bakteriophagen oder kurz Phagen. Es existieren mehrere Millionen Phagen im Wasser, auf der Erde und auf unserer Haut. Da sie Bakterien infizieren und zerstören können, stellen sie potenziell eine perfekte Armee gegen gefährliche bakterielle Infektionen dar. Gerade wenn Bakterien multiresistent gegen Antibiotika sind – wie der gefährliche Krankenhauskeim MRSA oder Pseudomonaden –, wäre natürlich eine bakterienzerstörende Armee kleiner, hoch spezialisierter Viren absolut willkommen. Das klingt wie Science-Fiction, aber man ist dieser Idee in den letzten Jahren schon näher gekommen. Eine Virenarmee gegen die hartnäckigsten Bakterien, ohne dass der Mensch davor Angst haben muss, weil die Viren nur auf Bakterien spezialisiert sind. Solche Mixturen werden vereinzelt in Russland oder auch den USA angewendet, aber die großen, überzeugenden Studien dazu lassen noch auf sich warten.

Virologen schätzen, dass es noch rund 1,7 Millionen unerkannte Virenarten auf der Welt gibt und etwa 400 000 davon für den Menschen gefährlich sein könnten. Das Problem ist nämlich, dass der Mensch diese Viren noch nicht getroffen hat. Seit Jahrmillionen springen immer mal wieder Viren, die auf tierische Wirte gepolt sind, auf den Menschen über. Die beiden Spezies machen es den Viren ja auch einfach: Sie leben dicht beieinander, der Mensch verzehrt nicht erst seit der Zähmung des Feuers mit Genuss tierische Produkte, die Globalisierung trägt erfolgreich übergesprungene Viren wie der Wind in aller Herren Länder. Wenn also Anfang 2020 die Medien wochenlang spekulierten, von welchem Wildtiermarkt aus sich wohl das Coronavirus verbreitet hatte, dann besteht der Newswert eigentlich nur im konkreten Übertragungsweg. Der Rest ist altbekannt: Es ist nur eine Variation der Zoonose, die Menschen schon immer begleitet.

Zoonose bezeichnet die Übertragung von Erregern zwischen Mensch und Tier. Im engeren Sinne sind vor allem jene Erkrankungen gemeint, die vom Tier auf den Menschen überspringen. Dafür müssen die entsprechenden Viren mutieren. Manche tun sich damit leichter, andere schwerer. Wir alle kennen Erkrankungen, die durch Zoonosen ausgelöst werden: Die Salmonellose ist eine permanente Zoonose, die auftreten kann, wenn Menschen infizierte Eier, Milchprodukte oder Geflügelfleisch essen. Essgewohnheiten können ganz generell bestimmte Zoonosen begünstigen – beispielsweise der Genuss von rohem oder kurz angebratenem Fleisch die Verbreitung von Trichinen – oder behindern. Ein Befall mit Larven des Schweinebandwurms kommt verständlicherweise in Religionsgruppen, die den Verzehr von Schweinefleisch verbieten, nicht vor. Bestimmte Zoonosen sind sehr gefährlich – wie die Spanische Grippe. Andere sind eher harmlos, wie die vom Schwein übergetretene, dem Erreger der Spanischen Grippe nicht unähnliche, aber ungefährlichere Schweinegrippe. Und auch Ebola und Tollwut sind altbekannte tödliche Zoonosen.

Viren haben die Menschheit schon vor Jahrtausenden geplagt. Das lässt sich nicht nur bei den antiken Autoren nachlesen, die beispielsweise schon die Pocken kannten – die »Antoninische Pest«, beschrieben von dem berühmten Arzt Galen –, sondern naturwissenschaftlich belegen: Anders kann man nämlich nicht erklären, dass unser Genom voll von rudimentären Virusabschnitten ist, die sich irgendwann mal im Laufe der Evolution in unserem Erbgut eingenistet haben. Vielleicht haben die Viren, aus denen diese Bausteine stammen, den Steinzeitmenschen noch zu schaffen gemacht, sind aber mittlerweile ausgerottet. Wie alte Bergwerke liegen diese endogenen Viren nun herum – und tun wenig bis nichts. Sie machen aber zum Glück auch nicht krank.

Dass sich ein Virus in unserem Genom einnistet, kommt nur äußerst selten vor und wird nur von sogenannten Retroviren bewerkstelligt. Sie beinhalten RNA, die sich in DNA verwandeln kann. Nur so kann eine Verbindung mit menschlicher DNA gelingen. Lange Zeit hielt die Forschung das nicht für möglich. Nun jedoch ist klar: Solche Retroviren integrieren sich erfolgreich in Zellen, auch in Keimzellen. Auf diese Weise werden Teile der Virusstruktur jener humanen endogenen Retroviren (HERV) über Jahrmillionen vererbt. Heute sind mehrere Tausend HERVs in unserem Genom bekannt, die in 24 Familien unterteilt werden. Etwa acht Prozent des menschlichen Genoms bestehen aus Virusstrukturen. Auch wenn hier die Forschung noch viel zu tun hat, ist schon klar: Diese Virenabschnitte sind nicht ganz nutzlos. Einige spielen offenbar eine wichtige Rolle für bestimmte Immunabwehrmechanismen des Körpers bei der Bekämpfung von Viren.

Die Bezeichnung von Viren entspricht übrigens häufig dem Ort ihres ersten Auftretens oder der Entdeckung. Deshalb spricht man beispielsweise vom Rift-Valley-Fever, dem Marburg-Virus, dem Krim-Kongo-Virus, dem Lassa-Fieber. Sie ist allerdings auch besonders anfällig für Rassismen. So wurde das Coronavirus vom damaligen US-Präsidenten Trump lange als »China-Virus« oder »Kung Flu« bezeichnet. Die Spanische Grippe 1918 hieß in Polen »Bolschewikenkrankheit«, in Brasilien »Deutsche Grippe« und im Senegal »Brasilianische Grippe«. Und so zeigen Infektionsbezeichnungen auch nationale Feindbilder – sie simplifizieren das komplexe Infektionsgeschehen und werden nicht selten politisch instrumentalisiert. Das ist umso leichter, je bedrohlicher die Krankheiten erscheinen, die das jeweilige Virus auslöst.

Ein Kuss mit Folgen – Herpes

Der Papst trägt es vielleicht in sich. So wie seine Vorgänger. Ach was, wie fast alle im Vatikan. Die englische Königin hat es wahrscheinlich ebenfalls und auch die gesamte Königsfamilie. Gemeint ist das Epstein-Barr-Virus (kurz: EBV), ein Vertreter der Herpesviren. Nicht nur die Queen dürfte wissen, dass die Krankheit, die es verursacht, im Englischen *Kissing Disease* heißt. Während bei Weitem nicht alle Menschen am Pfeifferschen Drüsenfieber – so der weniger bildhafte Name – erkranken, tragen etwa 90 Prozent aller Erwachsenen das Virus in sich. Warum also sollte das an der Queen oder dem Heiligen Vater vorbeigehen? Ob der Papst aber zu den glücklichen zehn Prozent der Verschonten gehört, es von seiner Oma bekam oder vielleicht doch eine wilde Jugend hatte, werden wir wahrscheinlich nie erfahren. Fest steht aber, dass für die Übertragung Schleimhautkontakt nötig ist. Auch wenn vielleicht dem Kleinkind der eine oder andere Schmatzer von der Oma droht, am häufigsten sind junge Erwachsene betroffen vom Drüsenfieber. Wenn sichtbar, dann äußert es sich in Fieber, Müdigkeit, Halsschmerzen und geschwollenen Lymphknoten – und kann in seltenen Fällen sogar tödlich sein. Meistens aber nicht. Das ist dann der junge Mann, der gerade seine Freundin das erste Mal geküsst hat, stark am

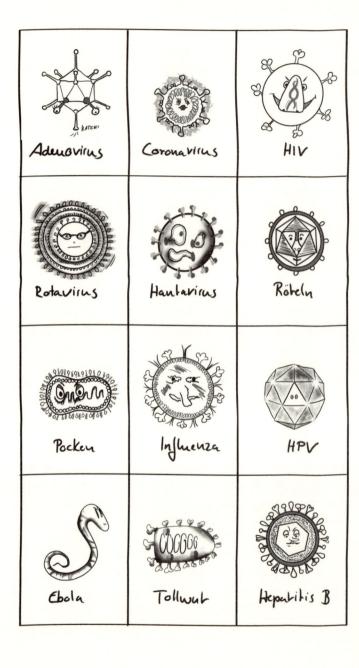

Pfeifferschen Drüsenfieber erkrankt und dessen Ärzte sich bei der Visite ein verschmitztes Lächeln nicht verkneifen können. Wir waren ja alle mal an diesem Punkt, und bei einigen war das Pfeiffersche Drüsenfieber ausgeprägter als bei anderen.

So ein Virus kann also krank machen, muss es aber nicht. Eins ist aber bei allen Menschen, die sich mit EBV infizieren, der Fall: Das Virus wird nicht vollständig aus dem Körper entfernt, sondern schlummert unerkannt in einer Zelle weiter. Das ist bei allen Herpesviren so. Nur manchmal kommen sie als Infektionen zum Vorschein. Wenn man richtig gestresst ist, kurz vor der Hochzeit beispielsweise. Dann will man perfekt aussehen und doch ploppt mit einem Ziehen und Stechen eine dicke Blase an der Lippe auf – das Herpes-simplex-Virus ist wieder da. Oder wenn das Immunsystem geschwächt ist: Da hat man bereits einen Schnupfen, ist k. o. und müde. Und dann fängt die Hüfte an zu jucken und mit einem Mal entwickelt sich dort ein schmerzhafter Ausschlag. In Rosettenform reihen sich die typischen Bläschen der Gürtelrose aneinander – schön anzusehen, aber leider sehr schmerzhaft. Die Infektion ist eine Erinnerung an die Windpocken im Kindesalter, denn der Erreger ist derselbe: Varizella-Zoster-Virus.

Allen Herpesviren gemeinsam ist, dass wir uns irgendwann das erste Mal mit ihnen infiziert haben. Da war das Pfeiffersche Drüsenfieber, da waren die Windpocken oder andere kurzweilige Erkrankungen, an die wir uns gar nicht mehr erinnern. Aber das Virus ist danach nicht aus dem Körper verschwunden. Es bleibt. Man nennt das auch persistierend. Diese Viren werden vom Immunsystem zurückgedrängt und verziehen sich in ihre Lieblingszelle. Ist das Immunsystem aber geschwächt oder abgelenkt, da es sich gerade einer anderen Erkrankung zuwenden muss, legen sie wieder los, vermehren und verbreiten sich. Nicht immer muss dabei die Schwelle hoch sein, bei manchen Menschen reicht schon ein wenig emotionaler Stress, etwas UV-Strahlung oder die reduzierte Immunfunktion kurz vor dem Einsetzen der Menstruation bei Frauen.

Herpes ist also kein einzelner Erreger, wenn auch der Volksmund so tut und das Wort Herpes nur für eine Unterart der Viren benutzt. Es handelt sich bei humanen Herpesviren um eine Familie mit acht Mitgliedern: Da wäre Herpes simplex I, besser bekannt als Lippenherpes, kurz Herpes. Diese unangenehme und unschön anzusehende Erkrankung wird durch besagte Bläschen an der Lippe sichtbar.

Hier zeigt sich ganz unmittelbar, wie die Viren sich im Körper einrichten und auf ihre Chance warten. Sie halten sich nämlich im ruhenden und damit übrigens nicht ansteckenden Zustand in den zentralen Nervenknoten, den Ganglien auf. Dorthin dringen sie bei der ersten Infektion von der Haut oder Schleimhaut vor. Solche Ganglien sind die Schaltknoten der Nervenzellen und für die Immunabwehr unerreichbar. An diesem wohlbehüteten Ort fallen die Herpesviren in eine Art Schlaf. Bei geschwächter Abwehrlage können sie rasch aktiviert werden und wandern dann über die Nervenbahnen zur Haut oder Schleimhaut zurück, um sich an den nach außen gerichteten Zellenden an der Oberfläche rasch zu vermehren und ebenjene hässlichen Bläschen zu verursachen. Bei weiterer Ausbreitung lösen die Viren dann sogenannte Ulzerationen aus. Das heißt, benachbarte infizierte Zellen verschmelzen – die Bläschen werden größer, platzen irgendwann und verteilen ihre Virenlast weiter – zum Beispiel beim Küssen.

Das nächste Familienmitglied ist Herpes simplex II, der sogenannte Genitalherpes. Von seinem Verwandten, dem Lippenherpes, unterscheidet er sich nur durch den Ort der Infektion – wie der Name schon sagt: an den Genitalien von Mann und Frau. Er ist eine sexuell übertragbare Krankheit.

Hinter der Nummer III verbirgt sich das Varizella-Zoster-Virus, das die Windpocken verursacht. Diese Kinderkrankheit ist so ansteckend, dass früher Windpockenpartys veranstaltet wurden, damit sich alle Kinder beim Spielen infizierten. Die Idee dahinter: Bei Kindern macht die Erkrankung üblicherweise kaum Beschwerden. Kommt es zu einer Erstinfektion aber erst im Erwachsenenalter, kann dies zu schweren und mitunter tödlichen Verläufen führen. Heute werden die meisten Kinder jedoch geimpft.

Das humane Herpesvirus IV ist das schon erwähnte, nach den beiden Entdeckern benannte Epstein-Barr-Virus, das das Pfeiffersche Drüsenfieber verursacht.

Besonders gefährlich kann Herpes V werden – das Zytomegalievirus. Während die Erkrankung für die meisten Menschen unkompliziert und vielleicht sogar unbemerkt verläuft, ist sie für ungeborene und frühgeborene Kinder sowie immunsupprimierte Patienten – beispielsweise nach einer Organtransplantation – sehr gefährlich. Dann kann dieser Erreger, der in Zellen typische »Eulenaugen« hinterlässt, zu einer Leberentzündung, Lungenentzündung oder sogar Augenlichtverlust führen.

Die anderen Herpesviren sind eher unbekannt. Zum Beispiel Herpes Typ VIIb – das oft nicht erkannte Dreitagefieber.

Aufgeweckte Dinger sind diese Herpesviren – und sicher nicht auszurotten. Darum bleibt die Frage: Wie kann man ihnen beikommen? Ein öffentliches Kussverbot wie beim römischen Kaiser Tiberius ist wohl eher nicht das Mittel der Wahl – zumal im Privaten munter weitergekuschelt wird. Mehrere sogenannte antivirale Medikamente sind bereits verfügbar. Das bekannteste und älteste ist das Virustatikum Aciclovir. Es hemmt das Viruswachstum, aber nur in Zellen, in denen das Virus aktiv repliziert. Viele Medikamente, die ähnlich wirken, sind bereits entwickelt worden. Mit einem Nachteil: Sie können die akute Vermehrung des Virus zwar bremsen, aber das Virus nicht austreiben. Es bleibt. Ein Impfstoff wäre ideal, aber den haben wir bisher nur für Varizella zoster, für die anderen Herpesviren müssen wir noch warten.

Die Influencerin – Grippe

Schnupfen, Husten, Heiserkeit? Während da manch einer ganz rasch davon spricht, gerade »die Grippe« zu haben, weiß der Virologe: Das kann alles Mögliche sein. Etwa 200 verschiedene Viren sind in der Lage, Erkältungssymptome auszulösen. Im Jahr 2021 ist das jedem bekannt, der sich fragt, ob er gerade Corona hat – und sich isolieren muss – oder doch nur die übliche Schmuddelwetterschniefnase. Die schiere Anzahl der verschiedenen Viren sorgt dafür, dass man sich zumeist gar nicht erst die Mühe macht herauszufinden, ob nun Rhino-, Adeno- oder RS-Viren – oder eine der noch unbekannteren Virusarten – den aktuellen Dreitageschnupfen auslösen.

Die echte Grippe, die vom Influenzavirus verursacht wird, ist heftiger: Innerhalb von Stunden liegt ein Infizierter darnieder – daher auch »Grippe« vom Altdeutschen *gripan*, das greifen oder packen bedeutet. Rasch folgen hohes Fieber und Gliederschmerzen. Die Infektion dauert meist etwa zwei Wochen, viele Menschen spüren aber noch längere Zeit die Auswirkungen. Einige erleben Folgekomplikationen, beispielsweise eine Herzmuskelentzündung, oder sterben sogar. Das hängt von dem Influenzavirus ab – spezifischer davon, aus welchen Genbestandteilen das Virus aufgebaut wurde. Denn das Influenzavirus hat ein paar Besonderheiten, die es – aus seiner Perspektive – zu einem Siegertypen machen. Nicht umsonst schmückt es sich mit dem unspezifischen Namen Influenza – Einfluss.

Tatsache ist: Die Grippe wird, wie das Coronavirus, über Tröpfchen übertragen und unter bestimmten Bedingungen (zum Beispiel in geschlossenen Räumen mit schlechter Luftzirkulation) in Form von Aerosolen. Es gibt ein Temperatur-Feuchtigkeits-Optimum, das die Grippeviren freut und sie zur explosionsartigen Verbreitung anregt: eher kühle Temperaturen wie in Mittel- oder Nordeuropa, hohe Luftfeuchtigkeit wie in Brasilien – das ist die perfekte Mischung.

Influenzaviren bestehen aus einer Hülle und einem Kern mit einer RNA. Das Genom ist in acht Segmente unterteilt. Zwei davon sind besonders beachtenswert: Sie codieren Enzyme, die die Verbreitung des Virus im Körper verbessern und Mutationen des Virus ermöglichen. Gerade Letzteres ist wichtig, denn Grippeviren kann man schon seit vielen Jahren mit wirksamen Impfungen zu Leibe rücken. Aber natürlich nur dann, wenn man die Struktur des Erregers möglichst genau kennt. Influenza versucht, dem durch zwei Strategien zu entgehen: Die erste nennt sich Antigen Shift. Dabei vertauscht Influenza bei der Vermehrung seine Segmente und bringt dadurch neue Varianten hervor, gegen die (noch) kein Kraut gewachsen ist. Das war zum Beispiel bei der Vogel- oder der Schweinegrippe der Fall. Die zweite Strategie nennt sich Antigen Drift. Dabei geht es um punktuelle Mutationen. So verändern sich Grippeviren von Jahr zu Jahr ein bisschen – gerade genug, um länger zu überleben. Das tun sie natürlich nicht absichtlich, die Antigen Drift passiert durch die rasche Vermehrung von Viren. Dabei passieren manchmal Fehler, und wenn diese sich als vorteilhaft erweisen, werden sie weitervererbt. Es entsteht ein Wettlauf zwischen dem Virus, der in immer neuen Varianten auftritt, und der Medizin, die den passenden Impfstoff kreieren will und dafür mögliche wahrscheinliche Mutationen und Kombinationen vorausberechnet. Deshalb hören wir in den Medien ab und zu davon, dass in einem Jahr die Yamagata-Linie erwartet wird, in einem anderen vielleicht die Victoria-Linie. Diese Linien sind Bezeichnungen der Herkunftsorte bestimmter Influenza-B-Viren, die für die saisonale Grippe verantwortlich sind. Zu wissen, welche Linie gerade aktiv ist, ist besonders wichtig, damit der Impfstoff passend gewählt werden kann. Dabei gewinnt die Medizin nicht immer, wie die Grippesaison 2017/18 zeigte, als der bis dahin empfohlene trivalente Impfstoff kaum wirkte und diese Saison in Deutschland die seit 30 Jahren tödlichste Grippesaison mit etwa 25 000 Opfern wurde. Weltweit starben geschätzte 650 000 Menschen an der Grippe in diesem Jahr. Denn auch Influenzaviren sind eine ganze Familie, bestehend aus den Mitgliedern Alpha, Beta, Gamma und Delta. Die ersten beiden sind die wichtigsten – Alpha ist übrigens das schwarze Schaf der Familie, dominant und gefährlich. Und auch bei ihm gilt: Ob man sich gerade auf die richtige Mutation vorbereitet, ist höchst ungewiss.

Vor der Schweinegrippe 2009, an die sich viele sicher noch erinnern, gab es schon einige andere Pandemien: Um 1918 wütete die Spanische Grippe weltweit. Ihren Namen erhielt sie kriegsbedingt. Während überall die Presse zensiert wurde und weitere Hiobsbotschaften über Sterbende und Tote nicht erwünscht waren, berichtete die neutrale spanische Presse recht unbeeindruckt – und erweckte ungewollt den Anschein, als wüte die Grippe dort besonders heftig. Ihren Ausgang nahm das H1N1-Virus jedoch wahrscheinlich in den Vereinigten Staaten und breitete sich unter anderem mit den auf den Kriegsschauplatz strömenden Soldaten rasch aus. Es erkrankten vor allem junge Menschen zwischen 20 und 40, etwa 500 Millionen werden vermutet. Bis zu 50 Millionen von ihnen starben – und damit etwa doppelt so viele wie im Ersten Weltkrieg.

Jahrzehnte später, 1957, brach die sogenannte Asiatische Grippe aus, die von H2N2-Viren verursacht wurde. Etwa ein bis zwei Millionen Menschen – hauptsächlich Kinder und ältere Menschen – erlagen dem Virus. Gerade einmal zehn Jahre später war das Virus zu H3N2 mutiert und tötete als Auslöser der Hongkong-Grippe etwa 800 000 Menschen. 1977 war dann H1N1 zurück. Wie und wo es überlebt hatte, ist unklar. Auf jeden Fall meldete es sich aus dem nordchinesischen und sibirischen Raum und forderte als Russische Grippe etwa eine halbe Million Opfer.

Eine belgische Missionsstation – Ebola

Der Ebolafluss ist ein kleiner Fluss in der Demokratischen Republik Kongo. Im Dorf Yambuku gibt es eine Missionsstation, wo 1976 erstmals belgische Ärzte einen Ebolapatienten behandelten. Ebola ist eines der tödlichsten Viren und gehört zur Risikogruppe 4. Das heißt, es zählt zu den gefährlichsten Erregern überhaupt, denn es kann eine schwere Krankheit beim Menschen hervorrufen, die Gefahr einer Verbreitung in der Bevölkerung ist groß und eine wirksame Vorbeugung oder Behandlung ist nicht oder kaum möglich. Dagegen sind Influenzaviren (Risikogruppe 3: zum Teil schwer krank machend, Verbreitung wahrscheinlich, wirksam behandelbar) und Herpesviren (Risikogruppe 2: krank machend, Verbreitung geringer, wirksam behandelbar) deutlich harmloser. Canine Adenoviren (Risikogruppe 1: nicht krank machend), die beim Hund zu einer Lebererkrankung führen können, sind ein Beispiel dafür, dass bestimmte Viren dem Menschen gar nichts anhaben können.

Mit seiner Aggressivität verschafft sich das Ebolavirus, das innerhalb weniger Tage zu schweren Krankheitssymptomen – Fieber, Erbrechen, Übelkeit und schließlich hämorrhagisches Fieber mit Blut in allen Körperflüssigkeiten – führt, allerdings nicht nur Vorteile. Es schießt sich selbst ins Knie: Die Erkrankung verläuft so heftig, dass das Virus nur recht wenig Zeit hat, auf weitere Menschen überzuspringen. Trotzdem möchte man sich nicht ausmalen, was diese kleinen Partikel anrichten, wenn sie in einer Millionenstadt zunächst unerkannt von Mensch zu Mensch springen. Wie gesagt: Alle Körperflüssigkeiten sind hochinfektiös. Ein Schniefen im Gedränge, ein Husten in der Schlange, Schweiß an den Haltegriffen in der U-Bahn – all das reicht aus, dass Ebola den Nächsten erreichen kann.

So geschehen bei der größten Ebolaepidemie in Westafrika zwischen 2014 und 2016. Knapp 30 000 Menschen erkrankten, mehr als ein Drittel starb. Auch die behandelnden Pfleger,

Schwestern und Ärzte konnten sich leicht infizieren. Dabei spielte vieles eine Rolle, das nicht nur in Sachen Ebola für Virologen, Epidemiologen und auch für Gesundheitspolitiker wichtig ist: Erstens, besonders gefährliche Viren können nur in wenigen Laboren erforscht werden. Daher ist gerade für solche Erreger die Forschungslage noch schlecht. Bei Ebola ist beispielsweise der Ursprung nicht restlos geklärt. Sehr sicher handelt es sich um eine immer wieder auftretende Zoonose – die schon beschriebene Übertragung vom Tier zum Menschen. Welches Tier das Ebolavirus weitergibt, weiß man leider nicht genau. Fledermausarten standen zunächst unter Verdacht, da sie für viele andere Viren ein Reservoir sind. Mittlerweile gibt es Hinweise, dass das Virus vielleicht über Flughunde verbreitet wird. Man nimmt an, dass gerade in Höhlen lebende Arten infiziert sind, wobei die weitere Übertragung durch Fallenlassen von angefressenen Früchten als wahrscheinlich erscheint. Auch die Medikamentenentwicklung ist schwierig. Ob zum Beispiel eine im Jahr 2015 entwickelte passive Impfung gegen das Virus hilft, weiß man noch nicht genau. Es wäre ein Erfolg für sogenannte Rekonvaleszentenseren. Das bedeutet, dass aus dem Blut überlebender Patienten Antikörper gewonnen werden, die dann anderen Personen geimpft werden.

Eine weitere Herausforderung bei gefährlichen Viren ist – zweitens – die Gesundheitsinfrastruktur der hauptsächlich betroffenen Länder. Während in manchen Regionen in einigen westafrikanischen Staaten bis zu 50 Prozent der Erkrankten während der Ebolapandemie starben, gab es unter den wenigen Infizierten außerhalb Afrikas nur einen Todesfall. Ebola – und viele andere Krankheiten – haben es dort leicht, wo die apparative, hygienische, finanzielle und personelle Ausstattung nicht reicht, um einem großen Ausbruch einer Infektionskrankheit etwas entgegenzusetzen. Und letztlich sind – drittens – auch andere Vorstellungen von Krankheit und Gesundheit in ihrer Wirkung nicht zu unterschätzen.

Wenn Infektionswege unbekannt sind oder Menschen Erkrankungen angeblichen Vergiftungen oder Verhexungen zuschreiben, ist es schwierig, sie dazu zu bringen, bestimmte vorbeugende Maßnahmen mitzutragen.

So kam es also 2014 bis 2016 und erneut 2018 bis 2020 dazu, dass Ebola viele Menschen töten konnte. Die meisten starben an multiplem Organversagen: Die Nieren werden mit der Vielzahl zerstörter Blutkörperchen nicht mehr fertig, viele verschiedene Zellen sind betroffen und werden zerstört, die Blutgerinnung wird verhindert, wodurch es zu inneren und äußeren Blutungen kommt. Das alles bewerkstelligt ein kleiner Filovirus, ein Fadenvirus also mit der Form eines langen Bandes, in dessen Inneren ein kleiner RNA-Strang liegt, der tödlich sein kann.

Für Virologen ist der rasante Virusausbruch und seine Wahrnehmung durch die Politik das Spannende. Erst durch die verheerende Ebolaepidemie ab 2014 entschlossen sich mehrere internationale Organisationen und private Geldgeber wie Bill und Melinda Gates, ein Forschungsnetzwerk zu gründen, das mögliche Impfstoffe gegen zukünftige virale Angriffe entwickelt: die Geburtsstunde der Coalition for Epidemic Preparedness Innovations (CEPI). Diese Institution hat erstmals 2016 eine Liste mit zehn Erregern aufgestellt, die im Verdacht stehen, in näherer Zukunft eine weltweit auftretende Erkrankung auszulösen. Die Liste hatte schon in den vergangenen Rankings Gruselpotenzial: 1. Krim-Kongo-Fieber, 2. Ebola-Fieber, 3. Marburg-Fieber, 4. Lassa-Fieber, 5. MERS (Coronavirus), 6. SARS (Coronavirus), 7. Nipah-Fieber, 8. Rift-Valley-Fieber, 9. Zika und 10. Disease X, ein bisher unbekanntes Virus. Es dürfte kaum eine Überraschung sein, dass sich im März 2020 plötzlich ein Erreger nach ganz oben auf dieser Liste schob.

Die Pandemie unserer Tage – Corona

Coronaviren sind alte Bekannte. Vor Tausenden von Jahren muss das erste Coronavirus durch Zoonose von einem Tier auf den Menschen übergesprungen sein. Ihm folgten drei weitere, die mittlerweile bei uns heimisch sind. Das letzte heimische Coronavirus, OC43, ist vor gut 130 Jahren von der Kuh auf den Menschen übergegangen. Manche vermuten, dass es für die Russische Grippe verantwortlich war, und einige Daten sprechen in der Tat dafür. Wenn der Erreger es war, dann starben weltweit geschätzt eine Million vor allem ältere Menschen an dem Virus – also durchaus ernst zu nehmen: OC43 ist von der Kuh auf den Menschen übergesprungen.

Heute ist dieses Virus bei uns längst heimisch geworden. Wir nennen das endemisch. Die vier endemischen Coronaviren bewirken bei uns im Herbst und in den Wintermonaten 10 bis 30 Prozent der grippalen Infekte. Diese quasi »üblichen« Coronaviren, zu denen mittlerweile auch das OC43-Virus gehört, sind längst nicht mehr so gefährlich, wie sie früher einmal waren. Denn wir haben uns an sie gewöhnt – und sie sich auch an uns.

Darüber hinaus gibt es noch zwei weitere Coronaviren, die heftige und tödliche Infektionen bewirken. Das SARS-Virus sprang 2002 von einer Schleichkatze auf den Menschen über und erreichte innerhalb von Tagen Hongkong, Toronto, aber auch Frankfurt. SARS steht für Severe acute respiratory syndrome – also eine schwere Lungenentzündung. 800 Menschen starben daran. Heute ist das Virus verschwunden. Ausgerottet ist es aber nicht, sondern immer noch im Tierreich zu finden. Ebenso das MERS-Virus, das immer mal wieder vom Kamel oder Dromedar auf den Menschen übergeht und kleine Ausbrüche bewirkt. Es ist mit 35 Prozent Sterblichkeitsrate ein tödliches Virus.

Bis Ende 2019 waren Coronaviren lediglich im Fokus einiger Wissenschaftler, die diese Viren auf Platz fünf der Prioritätenliste für die Impfstoffentwicklung der WHO gehievt hatten. Alle anderen kannten Coronaviren entweder nicht oder nur unter dem Namen SARS, dem Verursacher der Epidemie 2002/2003. Das änderte sich im Frühjahr 2020 schlagartig. Nie zuvor fühlten sich so viele Menschen derart umfangreich über Symptome, Übertragungswege, Nachweismethoden, Vorbeugung, Impfung und Spätfolgen eines Virus informiert, aber nie zuvor gab es auch so viel Unsicherheiten und Halbwissen zu einem Erreger. Deshalb bietet das Kapitel *Die Pandemie unserer Tage* einen kurzen Abriss über das Nachrichtenthema Nummer eins.

Doch die Virologie kann Hoffnung machen: Alle Coronaviren, die bisher bei uns heimisch waren, haben sich im Laufe ihrer Virusevolution zwar zu ständigen Begleitern entwickelt, aber sind auch nur mittelmäßig gefährlich. In einem gemeinsamen Prozess haben Mensch und Virus ein Miteinander gefunden, bei dem das Immunsystem Antikörper bereitstellt und das Virus durch Mutationen, die es abgeschwächt haben, dem Druck des Immunsystems ausgewichen ist. Dass es zudem für das neueste Coronavirus dank großer Forschungsanstrengungen wirksame Impfungen gibt, ist ein zusätzlicher Erfolg.

Wie breitet sich aber ein Virus aus, das wie SARS-CoV-2 mittels Tröpfcheninfektion und unter bestimmten Umständen mittels Aerosolen übertragen wird? Das zu verstehen, bedeutet für die Zukunft, solche Infektionen zwar nicht zu unterbinden, aber ihre Ausbreitung zu erschweren. So ein Virus verbreitet sich nämlich nicht gleichmäßig durch die Bevölkerung, sondern – wie wir sagen – heterogen. Das bedeutet: Ein Mensch trifft nicht mit gleicher Chance alle Menschen dieser Welt. Wir sind ja nicht Bälle in einer Box, die permanent gut durchgeschüttelt wird, sodass jeder von uns als Ball in absehbarer Zeit mit jedem anderen Ball in Berührung kommt. Ganz im Gegenteil: Wir bleiben meist in unserem kleinen sozialen Milieu. Denken Sie an Ihren Freundeskreis: Einer infiziert 3 andere, 3 infizieren 9, 9 infizieren 27. Jetzt überlegen Sie mal: Können alle 27 wieder 3 andere infizieren? Und das innerhalb von 5 Tagen? Nein, denn sie treffen – mit hoher Wahrscheinlichkeit – nicht so viele neue Personen. Die Ketten verlangsamen sich. Das zwischenzeitliche, medial so oft beschworene exponentielle Wachstum ist nur ein kleiner Ausschnitt aus der Infektionskurve. Im Ganzen zeigt sie ein erratisches (schlingerndes) Wachstum. Am Ende flacht die Kurve, also das Infektionsgeschehen irgendwann von allein ab, weil die Ansteckungsmöglichkeiten geringer werden. Selbst die sozialsten Menschen können keine weiteren Personen mehr infizieren, da sie auf keine uninfizierten mehr treffen.

Doch die entscheidenden Fragen sind: Wann ist das der Fall? Welchen Grad an Herdenimmunität braucht es – die oft genannten 50 bis 70 Prozent? Gibt es bei so einem Virus überhaupt eine Herdenimmunität oder nur Herdeneffekte? Also das Phänomen, bei welchem Kontaktketten häufiger abbrechen, aber die Herde nicht den Nicht-Infizierten schützt? Ist es moralisch vertretbar, auf dieses natürliche Geschehen zu warten? Wie lange währt eigentlich die Immunität einmal erkrankter Personen? Wie lange besteht der Schutz der angeborenen Immunantwort und wie lange der der erworbenen Immunantwort? Welche Rolle spielt eine Impfung für das Infektionsgeschehen? Haben wir die Impfungen vielleicht dank dem Schutz durch die angeborene Immunantwort überschätzt? Und welche Variantenbildung könnte den Impfeffekt zunichte machen? Sie sehen, wenn die Welt durch die Impfung anfängt aufzuatmen, weil das Virus zurückgedrängt wird, ist meine Forschungsarbeit noch lange nicht zu Ende. Denn eines ist sicher: Die SARS-CoV-2-Pandemie wird nicht die letzte sein.

Arne Vidar Røeds Segeltörn – Syphilis und Aids

Der Norweger Arne Vidar Røed, ein gut aussehender blonder Mann, wurde im Alter von 15 Jahren Seefahrer. Das war im Jahr 1961, und eine seiner ersten Anstellungen brachte ihn an Bord des Schiffes *Hoegh Aronde*, das entlang der Westküste Afrikas nach Douala schipperte. Die ehemalige Hauptstadt Kameruns war schon damals eine große Handels- und Finanzmetropole. Auf Sex wollte der junge Mann während der langen Reise nicht verzichten. Sex kommt gerne mit Begleitern oder, wie die Venerologen – das sind die Ärzte für Geschlechtskrankheiten – gerne sagen: Keine Fete ohne Spirochäte! Spirochäten sind die Bakterien der Syphilis. Arne Vidar Røed steckte sich auf der Reise zwar nicht mit Syphilis, aber nachgewiesenermaßen mit Gonorrhöe an. Gonorrhöe heißt eigentlich Samenfluss, hat aber wenig mit Sperma zu tun, sondern ist ein morgendlicher schmerzhafter, eitriger Ausfluss, der landläufig auch »*Bonjour*-Tropfen« genannt wird.

Warum Geschlechtskrankheiten so gerne auf die Franzosen zurückgeführt werden, darüber mag man spekulieren. Im Volksmund hieß Syphilis lange Franzosenkrankheit, weil französische Soldaten bei der Belagerung Neapels 1495 zu Hunderten an Syphilis starben. Im französischen Volksmund wurde selbstredend ein anderes Volk – die Neapolitaner – für das Unheil verantwortlich gemacht und Syphilis war: *Le mal de Naples*. Generell scheinen sich aber die napoleonischen Soldaten in dieser Zeit nicht allzu rühmlich verhalten zu haben. Danach geht nämlich auch der Ausdruck Fisimatenten auf »*Visitez ma tente*« – »Besuchen Sie mein Zelt« – zurück, ein Satz, mit dem französische Offiziere deutsche Mädchen zu einem Rendezvous unter der Zeltplane eingeladen haben sollen. Und so schließt sich der Kreis: Wenig später hörten sie ein schmerzhaftes »*Bonjour*« im Schritt.

Gonorrhöe ist mit Antibiotika gut behandelbar, nur in den letzten Jahren machen zunehmend Resistenzen Probleme.

Auch Arne Vidar Røeds Gonorrhöe wurde erfolgreich behandelt. Nach seiner Afrikatour arbeitete Arne als Lastwagenfahrer und kam durch verschiedene Länder Europas. Durch Deutschland besonders oft. Anfang 1968 wurde er plötzlich krank. Er litt an Gelenkschmerzen, Lymphknotenschwellung und einer Lungenentzündung. Durch die Behandlung konnte seine Erkrankung stabilisiert werden, ganz verschwanden seine Beschwerden allerdings nicht. 1975 wurden seine Symptome wieder schlimmer, er bekam Demenz und verstarb am 24. April 1976 im Alter von nur 29 Jahren. Überraschend wie tragisch: Nur wenige Monate später verstarb auch seine Frau, bereits im Januar 1976 war seine jüngste Tochter gestorben. Alle hatten ähnliche Symptome gezeigt.

Der Grund der Erkrankung blieb über zehn Jahre ein Geheimnis. Erst 1981 wurde zum ersten Mal beschrieben, dass fünf junge amerikanische homosexuelle Männer an einem seltenen Krebs verstarben. Auch in anderen Städten der USA tauchten ähnliche Fälle auf. Man nannte die Erkrankung damals GRID – Gay related immune deficiency. Eine Bestrafung für Homosexualität? Später wurde sie in Aids umbenannt und schließlich konnte der Verursacher ausfindig gemacht werden: HIV, ein Virus mit dem bezeichnenden Namen Humanes Immundefizienz-Virus.

Auch Arne war an Aids verstorben. Durch Menschen wie ihn verbreitete sich HIV: Arne war den Prostituierten zugeneigt gewesen und daher war es wahrscheinlich, dass er mehreren von ihnen die Krankheit übertrug, die sie wiederum an andere Kunden weitergaben. Man fand allerdings keinen »Patienten Zero«, der HIV in der Welt verbreitete. An vielen Orten in Zentral- und Westafrika war es wahrscheinlich bereits vor 1981 zum gleichen Übertragungsgeschehen gekommen. Doch durch die spät auftretenden, unspezifischen Symptome wurde die Viruserkrankung lange nicht erkannt.

Mittlerweile ist sicher, dass HIV mindestens dreimal unabhängig voneinander im Kongobecken vom Schimpansen auf den Menschen übersprang. Diese Affen galten dort als Delikatesse und so wurden beim Jagen durch Tierbisse oder durch das Abnagen der scharfen, rohen Knochen Blut-zu-Blut-Kontakte zwischen Affen und Menschen hergestellt. Im Zuge des Sklavenhandels wurde HIV von Zentralafrika nach Haiti gebracht. Haiti wirkte wie ein Schmelztiegel, in dessen Folge viele Menschen mit HIV infiziert waren. Von dort gelangte das Virus schon bald in die Vereinigten Staaten. Einer der ersten bekannten Infizierten war 1969 Robert Rayford aus Missouri. Er starb laut Totenschein an Lungenentzündung, doch bald bezweifelten viele Ärzte, dass das die alleinige Ursache war. Denn Rayford hatte sich schon Monate zuvor mit erschreckenden Symptomen bei ihnen vorgestellt: Beine und Genitalien waren mit Geschwüren übersät, der gesamte Beckenbereich dick angeschwollen gewesen. Er klagte zudem über Luftnot. Bei der Autopsie wurden zahlreiche Kaposisarkome, eine seltene Krebsart, festgestellt. Später wurde klar: Er hatte sich mit HIV infiziert.

Anfang der 1980er-Jahre traten dann vermehrt Fälle von jungen homosexuellen Männern in New York und Los Angeles auf, die an ähnlich seltenen Erkrankungen verstarben. Bald schon griffen die Medien das Thema auf – oft in rassistischer und homophober Lesart. Selbst offizielle Behörden trugen dazu bei, beispielsweise durch die Bezeichnung *The 4H disease* nach den angeblich hauptsächlich betroffenen Gruppen: Haitianer, Homosexuelle, Hämophile und Heroinsüchtige. 1983 wurde HIV schließlich nahezu zeitgleich von Luc Montagnier und Françoise Barré-Sinoussi vom Institut Pasteur in Paris sowie Robert Gallo vom National Institute of Health in Bethesda nahe Washington, D.C., entdeckt. Ein jahrelanger Streit um die Lorbeeren für die Beschreibung des Virus folgte, bis die Franzosen 2008 den Medizin-Nobelpreis erhielten.

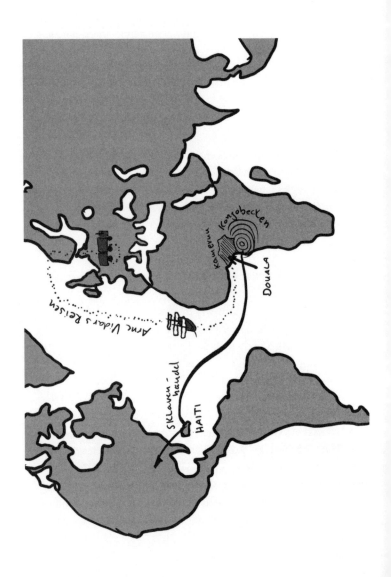

Zu diesem Zeitpunkt wurden in den USA bereits etwa 3000 Fälle von HIV-Infektionen gemeldet. Anfangs stiegen die Zahlen von Jahr zu Jahr sprunghaft an – nicht nur die der Infizierten, sondern auch die der Toten durch Aids. Das liegt daran, dass das Virus das Immunsystem im Mark angreift. Mit seiner Hülle bindet es an den CD4-T-Zell-Rezeptor und dringt in die CD4-Helferzellen ein. Dort macht es etwas, das nur sehr wenige Viren können: Es schreibt sich direkt in das Genom der Zelle ein. So entsteht eine genetisch veränderte Helferzelle, die nicht mehr Herr ihrer Sinne ist, sondern tut, was das Virus »befiehlt«. Sie wird gekapert und produziert vor allem eins: weitere HI-Viren. Das ist eine ermüdende Angelegenheit, weswegen die Zelle beizeiten stirbt, nicht ohne die Viren in den Körper entlassen zu haben, wo sie sich neue CD4-Helferzellen suchen, die sie manipulieren.

Über die Jahre verliert der unbehandelte Infizierte so seine CD4-Helferzellen, die die Grundlage seines Immunsystems gegen alle möglichen Erkrankungen sind. Der General wird ausgeschaltet: Wie bereits beschrieben, ist er es, der die Immunantwort der B-Zellen steuert, die Immunantworten reguliert, Neutrophile an ihre Wirkstätten ruft und die CD8-T-Zellen in ihrer Funktion unterstützt. Fehlt er, spielt plötzlich jeder im Immunorchester, was er gerade will – Gekreische, Gezanke und der Zusammenbruch des ganzen Ensembles sind die logische Folge. Harmlose Erreger werden plötzlich lebensgefährlich. Ein schimmeliges Brot, das süße Kätzchen von nebenan, der Kuss einer mit Lippenherpes infizierten Person – alles kann plötzlich tödlich sein. Auch Erreger, die bereits im Körper sind, können nun mit voller Wucht krank machen. Das bisher im Körper schlafende Cytomegalievirus verursacht vielleicht eine Lungenentzündung und zerstört das Augenlicht. Herpes Zoster, der Verursacher der Windpocken, bricht aus den Rückennerven hervor und hinterlässt Hunderte brennende Bläschen auf der Haut.

Dabei versucht das Immunsystem tapfer, gegen das Virus –

HIV – vorzugehen. CD8-Killerzellen erkennen die manipulierten CD4-Helferzellen und töten sie ab. Aber das Virus mutiert und die CD8-T-Zellen ermüden zunehmend. Der Mensch bildet Antikörper, aber die Hülle von HIV verändert sich so rasch, dass ein einmal gebildeter Antikörper schnell nutzlos wird. Immer wenn das Immunsystem sich am Ziel wähnt, ist es wie in der Geschichte vom Hasen und vom Igel. Das Virus ruft: »Ich bin schon da.« Eine entmutigende Aussicht.

HIV ist zwar nicht heilbar, aber in der westlichen Welt mittlerweile sehr gut zu behandeln. Mehr noch: Ist die Viruslast einmal unter einen bestimmten Schwellenwert gesenkt, kann HIV nicht mehr an eine andere Person weitergegeben werden. Ein Mensch, dessen Infektion früh erkannt wurde und der erfolgreich mit einer sogenannten antiretroviralen Therapie behandelt wird, hat eine nahezu normale Lebenserwartung. Auch mit einer Pille vor dem Sex – der Präexpositionsprophylaxe (kurz: PrEP) – lässt sich eine Infektion selbst ohne Kondom vermeiden, und falls beides doch vergessen wurde, hilft innerhalb der ersten Stunden danach eine starke HIV-Therapie, eine Infektion noch abzuwenden. Dies ist aber nur ein Mittel für den äußersten Notfall. Trotzdem ist es besser, eine Infektion zu vermeiden, als sein Leben lang HIV-Medikamente nehmen zu müssen.

Doch immer noch sind etwa 38 Millionen Menschen mit HIV infiziert, 2019 verstarben etwa 700 000 an den Folgen ihrer Aids-Erkrankung und damit seit Beginn der HIV-Pandemie etwa 33 Millionen Menschen. Keineswegs sind das vor allem solche, die man der 4H-Gruppe zurechnen könnte, sondern es sind Männer, Frauen und Kinder vor allem im südlichen und östlichen Afrika und in Osteuropa und Zentralasien – oft mit mangelndem Zugang zu wirksamen Medikamenten.

Eine wirkliche Heilung ist aber auch für alle anderen noch Zukunftsmusik. HIV ist schwer beizukommen, denn die Verbreitung des Virus in zahllosen Zellen des Körpers bedeutet, dass eine ursächliche Therapie alle infizierten Zellen ausschalten muss. Das ist bisher nur zweimal gelungen. Bei diesen Personen lag ein tödlicher Blutkrebs vor und sie mussten sowieso mit starken Medikamenten behandelt werden, um zu überleben. Hierbei wurde der ganze Körper radioaktiv bestrahlt oder sie erhielten Chemotherapie. Dabei wurde das Immunsystem weitestgehend zerstört. Dann folgt eine Stammzelltransplantation mit neuen Zellen, denen Teile des Rezeptors fehlen, der das Einfallstor für das Virus darstellt. Beide hatten Glück und sowohl das Virus als auch der Krebs war nicht mehr nachweisbar. Man spricht von Remission. Bei anderen Patienten, die auch HIV und einen Blutkrebs hatten, hat die Behandlung bisher nicht geklappt und sie ist auch nichts für die Routinebehandlung von HIV-positiven Menschen, da es eine gefährliche und nicht selten tödlich endende Behandlung ist.

Schmarotzer mit Ekelfaktor – Parasiten

Menschen beurteilen Erreger aber nicht nur nach ihrer Gefährlichkeit, sondern auch nach ihrem Ekelfaktor. Und in dieser Kategorie spielen Parasiten ganz vorn mit. Kopfläuse, Milben und Würmer jagen vielen Schauer über den Rücken. Das liegt nicht nur am oft unangenehmen Aussehen und der gesellschaftlich ausgrenzenden Wirkung der Infektion mit einem dieser possierlichen Lebewesen, sondern auch mit der lästigen Hartnäckigkeit dieser Begleiter des Menschen.

Schmarotzer gibt es allerdings nicht nur im virologischen Sinne. Wer die Aversion gegen Parasiten verstehen will, denke nur mal an diesen einen Bürokollegen. Ja, der, der das Delegieren seiner Arbeitslast perfektioniert hat und sich unliebsame Aufgaben geschickt vom Hals hält: »Tut mir leid, aber für diese Anfrage ist mein Kollege aus der Abteilung Z zuständig. Fragen Sie doch bitte mal bei ihm nach.« Oder: »Bist du so gut und stellst mir eine Excel-Liste mit unseren Dienstleistern zusammen? Muss nicht heute sein.« Manchmal erkennt man Schmarotzer nicht auf den ersten Blick. Schmarotzer passen sich ihrer Umgebung und deren entnervten Reaktionen auf findige Art an.

So wie ein Schmarotzer im Büro erst einmal geduldet wird, fällt auch die Immunreaktion erst einmal eher mild aus. Das gilt vor allem für außen lebende Parasiten wie Milben, Krätze und Flöhe, die sich in Haar und Haut wohlfühlen. Sie heißen Ektoparasiten – von *ekto*, außen. In abgestorbenen Hautschichten entstehen Tunnel. Es handelt sich um totes Gewebe, und daher ist hier die Überwachung durch das Immunsystem eingeschränkt. Es sei denn, die Tierchen stoßen Kot oder ihre Eier aus, in denen unzählige Nachkommen heranwachsen. In solchen Fällen schrillen im Immunsystem die Alarmglocken, es beginnt zu jucken, die Haut wird rot und trocknet aus. Nun setzen Mastzellen der Haut, die unter dem Hautfriedhof liegen, hektisch Histamin frei. Sicht- und fühlbares Ergebnis ist eine allergische Reaktion. Geschickter sind die im Körper schmarotzenden Endoparasiten wie zum Beispiel Amöben, allerlei Würmer und Flagellaten.

Parasiten haben früher eine sehr viel größere Rolle gespielt. Heute haben wir sie weitestgehend unter Kontrolle. Gerade bei Kindern kann es aber immer mal wieder passieren, dass der eine oder andere Parasit sich bei ihnen einnistet. Und natürlich: Die Safari in Afrika, der Strandurlaub in Thailand oder der Besuch der Mayatempel bringen einen manchmal näher an Parasiten heran, als einem lieb ist.

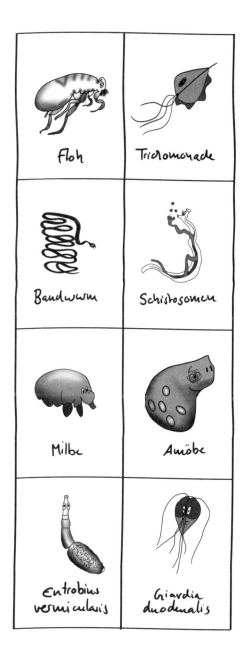

Als die kleine Anna für einen Fuchs gehalten wurde – Bandwürmer

Zu den neun Formen des Echinokokkus, wie Bandwürmer heißen, gehört der Fuchsbandwurm. Er ist einer jener Parasiten, die zur großen Gruppe der Verirrten und Verwirrten zählt. Denn viele Parasiten befallen den Menschen nicht, weil der ein so wunderbarer Wirt ist, sondern aufgrund einer Fehlbesiedlung. Der Fuchsbandwurm möchte nämlich eigentlich Folgendes: Fuchs mit ausgewachsenem Bandwurm im Gedärm hinterlässt eierverseuchten Kot auf Walderdbeeren, die Beeren gelten unter Mäusen als Leckerbissen, die Eier durchbrechen in diesen kleinen Zwischenwirten die Darmwand und schwächen das Tierchen, das so leichte Beute des nächsten Fuchses wird, zusammen mit vielen neuen Bandwürmern. Ein perfekter Kreislauf aus Raubtierwirt und Beutewirt.

Nun aber geht die kleine Anna gern zum Waldrand und sammelt Beeren, dabei kann sie den roten Früchten nicht widerstehen und kostet immer mal wieder eine. Auch wenn Mutti gesagt hat: »Man muss die aber gut abwaschen.« Ein bisschen Schubbern mit der Hand sollte doch genügen, denkt sich Anna. Schnurstracks hat Anna mit der Beere nun auch den Fuchsbandwurm aufgenommen.

Doch die kleine Anna nimmt es ganz anders als der Fuchs mit dem Eindringling auf. Sie ist eine Fehlwirtin, denn vielleicht über Jahre hinweg trotzt sie den Wurmeiern, die gut geschützt in Kapseln in ihrer Leber heranreifen. Ungesehen vom Immunsystem. Abgekapselt und ohne Schmerzen zu verursachen. Manchmal ist es ein Zufallsbefund im Ultraschall, wenn sie aufgrund einer Blinddarmentzündung im Krankenhaus ist. Manchmal machen sich die Würmer erst bemerkbar, wenn diese Kapseln aufbrechen und sich die Würmer im Bauchraum verteilen.

Denn dann wird Annas Immunsystem aktiv. Und zwar

richtig, aus allen Kanonen schießend. Die Immunantwort ist IgE-vermittelt, Histamine werden von den Mastzellen zum Ort des Geschehens geschickt, um die Invasion in Schach zu halten. Dann muss es schnell gehen. Mit einem überschießenden Immunsystem ist nicht zu spaßen. Vor allem, wenn sich die Würmer im Bauchraum verteilt haben und überall eine Entzündung stattfindet. Manchmal kommt es auch nur zu Hepatitis, einer Leberentzündung mit abgeklemmten Gallengängen. Annas Blick in die Toilettenschüssel offenbart dann weißen Kot, weshalb sie nun rasch zum Arzt geht. Der Arzt sieht ihre gelbe Haut, macht einige Untersuchungen und ist sich sicher: Hier braucht er ein Skalpell, um die Kapseln loszuwerden. Denn diesen Wurm kann man nur herausschneiden, um weitere Probleme zu vermeiden. Was für Anna und ihren Arzt ziemlich sicher ein Erfolg wird, ist der Todesstoß für den Fuchsbandwurm. Er hat sich bei Anna ja nur verirrt.

Die göttliche Krankheit – Bilharziose

Die Aaa-Krankheit oder göttliches Leiden wurde sie im alten Ägypten genannt. Eine der Erkrankungen, für die man die Dämonengötter verantwortlich machte: Aaa waren Giftsamen, die nachts angeblich von einem Incubus in den Körper des Betroffenen geschleust wurden. Heute wissen wir: Die Aaa-Krankheit ist Bilharziose. Sie war in Ägypten eine weitverbreitete Infektion und konnte in der Tat bei Mumien und unmumifizierten Leichen nachgewiesen werden. Bilharziose ist nicht verwirrt, sondern glasklar, wenn sie den Menschen parasitär besiedelt. Doch keine Angst: Beim Bad in der Nordsee oder auf Mallorca kann man sich nicht damit infizieren. Sie kommt schließlich nur in südlicheren Gefilden und in stehendem Süßwasser vor.

Aber für etwa 250 bis 300 Millionen Infizierte weltweit ist Bilharziose auch heute noch kein schillernder Name, sondern gefährliche Realität, denn sie ist für etwa 200 000 Todesfälle jährlich verantwortlich. Dabei ist ihr Lebenszyklus so komplex, dass man sich fragt, wie sie es überhaupt schafft, weltweit so ein Problem zu verursachen.

Schuld ist der Pärchenegel Schistosoma: Er gibt Eier frei, die sich im Süßwasser unter der tätigen unfreiwilligen Mithilfe kleiner Schnecken zu Larven entwickeln. Die wiederum werden zu fischartigen Parasiten, welche sich bevorzugt in kleine Kinderbeine bohren, aber auch gerne in die Unterschenkel nichtsahnender badender Europäer, die ihren Reiseführer nicht gut studiert haben. Einmal durch die Haut wandern sie in Blutkreislauf, Darm und Leber und pflanzen sich dort fort. Das passiert etwa sechs bis acht Wochen nach der Infektion – und zwar gewaltig: Die Parasiten können bis zu 1000 Eier pro Tag produzieren. Die nisten sich dann in Darm und Harnblase ein. Weil das eher ein Eineitern als Einnisten ist, wird hier erstmals das Immunsystem so richtig aktiv. Aber nun ist es schon zu spät: Beim erlösenden Pinkeln – am liebsten in den See – werden all die kleinen Eier im Wasser wieder den Schnecken zur Verfügung gestellt. So beginnt der Lebenszyklus von vorn.

Gleichwohl sind die ersten Symptome gleich nach der Infektion zwar unspezifisch, die späteren – Blut im Stuhl – aber recht alarmierend, sodass eine korrekte Diagnose wahrscheinlich ist. Nun gilt es, rasch zu handeln, um den Betroffe-

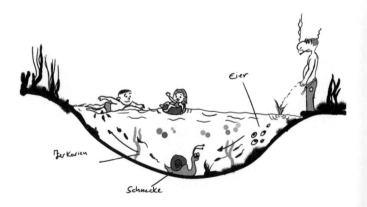

nen vor der Entwicklung einer chronischen Bilharziose und möglichst viele Menschen vor Ansteckung zu schützen. Ein Wurmmittel kann nicht nur bei einer Infektion, sondern auch vorbeugend gegeben werden. Die Todesfälle deuten also weniger auf die Gefährlichkeit des Parasiten, sondern offenbaren die Grenzen des Gesundheitssystems in vielen Ländern des globalen Südens.

Die verrückte Katzenliebhaberin – Toxoplasmose

Wer würde denken, dass einer der gefährlichsten parasitenübertragenden Mitmenschen die fürsorgliche Nachbarin mit ihren drei süßen Kätzchen ist? Doch nicht nur wegen der Katzenliebhaberin hatte die Hälfte aller in Deutschland lebenden Menschen schon einmal im Leben Toxoplasmose. Das ist aber nicht schlimm, da diese durch den Parasiten Toxoplasma gondii verursachte Erkrankung beim gesunden, nicht schwangeren Menschen überhaupt keine Probleme macht. In der Folge der unbemerkten Erkrankung ist man schließlich immun gegen die katzenfreundlichen Schmarotzer.

Zur Verbreitung hat sich die Toxoplasmose etwas ganz Besonderes ausgedacht. Es beeinflusst das Verhalten ihres Wirtes. In Tierversuchen fanden Wissenschaftler heraus, dass der Parasit bei infizierten Mäusen erstaunliche Verhaltensänderungen auslöst: Die Tiere hatten ihre natürliche Furcht vor Katzen verloren. Sie fühlten sich sogar vom Katzengeruch angezogen und liefen ihren Fressfeinden quasi vors Maul. Das Futter kommt zur Katze. Was für eine erstaunliche, clever ausgeheckte Symbiose zwischen Katze und Parasit. Ob Toxoplasmose auch das Verhalten von einigen Menschen beeinflusst?

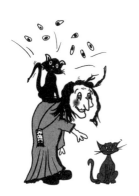

Menschen kommen meist gut mit der Infektion klar. (Und im Übrigen sind Katzen bei uns meistens getestet, sie können sich nur anstecken, wenn sie wildlebende Mäuse verspeisen, und eine Übertragung auf den Menschen ist selten.) Ab und an kann die Infektion aber auch mal in den Kopf gehen. Hinter Jähzorn, Leichtsinnigkeit und Wahnvorstellungen kann eine Infektion mit Toxoplasma gondii stecken. Verschiedene Studien legen dies nahe. So sieht eine dänische Untersuchung einen Zusammenhang zwischen einer Toxoplasma-gondii-Infektion und Schizophrenie mit Wahnvorstellungen. Ja, sogar eine erhöhte Selbstmordrate bei befallenen Frauen wurde gefunden. Und auch für immungeschwächte Personen – beispielsweise Menschen nach einer Chemotherapie, aber auch Neugeborene und damit ihre schwangeren Mütter – kann Toxoplasmose gefährlich sein. Sie sollten beim Katzenstreicheln vorsichtig sein oder die eigene Katze auf Toxoplasmose testen lassen. Bei der Gartenarbeit helfen Handschuhe, nicht mit infektiösem Katzenkot in Berührung zu kommen. Und während der besonderen neun Monate ist es auch ratsam, dass nicht gerade die Schwangere das Katzenklo säubert.

Wie viele andere Parasiten hat sich auch Toxoplasmose mehrere Entwicklungsformen zugelegt, die ihren Zweck der Überlebenssicherung bestmöglich erfüllen: eine aktive Form, in der er sich schnell vermehrt, eine Ruheform, in der Toxoplasma gondii lange unbemerkt überlebt, und ein umweltstabiles Stadium, in dem die Eier geduldig auch unter widrigen Bedingungen auf ihre Aufnahme durch einen neuen Wirt warten. Übrigens: Obwohl kaum damit in Verbindung gebracht, ist Toxoplasma eng verwandt mit dem Erreger der Malaria. Der Name bringt uns auf die Spur dieser weltweit häufigsten und tödlichsten parasitären Erkrankung: Plasmodium.

Die dritte Plage – Malaria

Sind Sie bibelfest? Dann ist Ihnen der Gedanke an Malaria vielleicht schon einmal im Buch Exodus des Alten Testaments gekommen, in dem von den zehn biblischen Plagen berichtet wird. Darin wird an dritter Stelle erzählt, wie Stechmückenschwärme über Mensch und Tier herfallen. Nun sind biblische Geschichten zwar historische Quellen, aber solche, die erst Jahrhunderte oder Jahrtausende nach dem Geschehen verschriftlicht wurden. Sie können natürlich historische Ereignisse nicht wissenschaftlich belastbar dokumentieren. Außergewöhnliche Phänomene und Katastrophen werden in ihnen als das Wirken mächtiger Gottheiten gedeutet. Trotzdem ist es wahrscheinlich, dass solche Erzählungen das aufnahmen, was tatsächlich geschah – beispielsweise eine Malariaepidemie.

Wenn wir heute von Malaria hören, dann assoziieren wir damit eine Tropenkrankheit. Doch wussten Sie, dass es Malaria früher auch in Europa gab? In den Sümpfen rund um Rom und an anderen feuchtwarmen Orten hatte das Sumpf- oder Wechselfieber seine Chance. Heute, mit weitgehend versiegelten und bewirtschafteten Flächen undenkbar. Vielleicht aber auch nicht, denn der Klimawandel bringt Wissenschaftler dazu, sich zu fragen, ob nicht auch Teile Europas schon bald wieder perfekte Brutgebiete für Stechmückenlarven und den Parasiten Plasmodium falciparum sowie seine engen Verwandten bilden. In der Zwischenzeit gibt es bei weltweit 200 Millionen Menschen Neuinfektionen – mit einer vermutlich hohen Dunkelziffer – und etwa 1,5 Millionen Tote pro Jahr. Und auch um den Frankfurter Flughafen herum kann es immer mal wieder zu einer Malariainfektion kommen, wenn es sich eine Mücke auf dem Langstreckenflug aus Afrika gemütlich gemacht hat. Zum Glück gibt es aber immer nur wenige solcher eingeschleppten Mücken. Die meisten der Malariapatienten, die in Deutschland behandelt werden, haben sich schon im Ausland infiziert.

Plasmodium falciparum, der Parasit, der die häufigste Art der Erkrankung, Malaria tropica, verursacht, wird durch weibliche Anopheles-Mücken übertragen. Sie sind gut daran zu erkennen, dass sie den Hintern beim Stechen steil nach oben ziehen. Das macht unsere stinknormale Stechmücke nicht, und auch die dritte im Bunde, die Aedes-Mücke oder auch Tigermücke genannt, lässt den Hintern unten. Diese ist wiederum an ihren Tigerstreifen gut erkennbar und überträgt zwar keine Parasiten, aber eine ganze Reihe fieser Viren wie Dengue, Zika oder Chikungunya. Malaria löst Fieberschübe in unregelmäßigen Abständen aus, weshalb bei Betroffenen eine sorgfältige Krankheitsanamnese wichtig ist. Nur wenn der behandelnde Arzt aufgrund der Symptomatik nach dem Aufenthalt in Tropen oder Subtropen fragt, ist er dem Erreger auf der Spur. Bei Fieberschüben nach Besuch eines Malariagebiets steht Malaria stets unter Generalverdacht. Erst wenn man mindestens dreimal keine Malariaerreger im dicken Blutstropfen unter dem Mikroskop nachgewiesen hat, muss eine andere Diagnose her.

Die Vermehrung der Plasmodien sorgt für die Fieberschübe: Beim Mückenstich pflanzt zuerst der mit Plasmodium infizierte Moskito mit seinem Speichel die kleinen Larven der Plasmodien in die Haut und damit in das Kapillarsystem des Menschen. Diese Sporozyten infizieren Leberzellen und reifen dann zu sogenannten Schizonten, die so lange wachsen, bis die Wirtszelle platzt und die gesamte Erregermenge in den

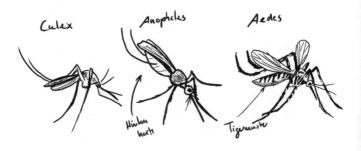

Blutkreislauf freisetzt, wo die Schizonten an rote Blutkörperchen andocken und ausreifen.

Da auch diese Schizonten wachsen, geschieht noch einmal das Gleiche: Die Blutkörperchen platzen und setzen die Schizonten frei. Es droht ein zunehmender Verlust an roten Blutkörperchen, der lebensbedrohlich werden kann. Nun wird auch das Immunsystem aktiv. Es produziert Fieber als Abwehrreaktion. Gleichzeitig entstehen weibliche und männliche Gametozyten, die beim nächsten Mückenstich aus dem menschlichen Blut durch die Anopheles-Mücke aufgenommen werden, wo sie sich ein Stelldichein geben und neue Eier produzieren.

Das Herausfordernde daran: Während eines Fieberschubes sind die Schizonten kaum nachweisbar, man muss sie in den Blutkörperchen erwischen, also gerade dann, wenn sie keine Beschwerden machen. Nur in diesem Stadium kann man in einem Tropfen Blut Schizonten massenhaft unter dem Mikroskop sichtbar werden lassen. Dazu muss das Blut mit normalem Wasser versetzt werden. Hierdurch platzen die Erythrozyten und die Schizonten werden sichtbar.

Während der Malaria im deutschen Schulunterricht kaum Bedeutung zukommt, wird die Sichelzellenanämie regelmäßig herangezogen, um den Nutzen von eigentlich ungünstigen genetischen Mutationen zu erklären. Schließlich führt Sichelzellenanämie nicht nur zur sogenannten Blutarmut und damit zum Sauerstoffmangel im Blut, sondern schützt in einer bestimmten Ausprägung auch vor schweren Verläufen der Malaria. Wie das exakt funktioniert, ist nicht genau bekannt, die Schulbücher aber betonen den Selektionsvorteil und beweisen: Manches Schlechte hat auch seine guten Nebenwirkungen.

Malaria lässt sich heute recht gut vorbeugen – das nennt sich Chemo- oder Präexpositionsprophylaxe, vor Ort wirkt klassisch das Moskitonetz oder ein gutes Mückenspray als Expositionsprophylaxe. Wenn es dann doch zu einer Erkrankung kommt, gibt es heute geeignetere Medikamente als die ursprünglich eingesetzte Chinarinde. Das darin enthaltene Chinin wirkt gut gegen die im Blut vorkommenden Erreger. Die Malariaerreger gewinnen nämlich während ihrer Zeit in den roten Blutkörperchen ihre Energie aus dem Abbau des roten Hämoglobins. Dabei entsteht ein giftiges Abbauprodukt, das sie schnell in eine ungiftige Form verarbeiten. Chinin hemmt die Umwandlung des giftigen Stoffes, und plötzlich ist die Energiegewinnung des Malariaerregers für ihn selbst tödlich. Da der Extrakt aber fürchterlich bitter schmeckt, kamen englische Kolonialisten auf die Idee, den Wirkstoff in kohlensäurehaltigem Wasser zu lösen – und mit Gin zu mischen. Fertig war der Gin Tonic, der damals tatsächlich ausreichend Chinin enthielt, um bei täglichem Genuss in den Kolonialarmeen als wirksame Malariaprophylaxe zu dienen. Bevor Sie es aber nachmachen wollen: Heutige Tonic-Getränke haben einen Chiningrenzwert, der das Erfrischungsgetränk zwar für fast alle unbedenklich macht, aber glauben Sie mir: So viel Gin Tonic können Sie gar nicht trinken, dass auch nur eine Anopheles-Mücke einen Bogen um Sie macht. Ob die Queen das weiß?

Die Gefährlichkeit von Malaria treibt zahlreiche Wissenschaftler dazu, sich Gedanken um eine mögliche Ausrottung der Mücken oder zumindest darum zu machen, wie man Infektionen verhindern könnte. Während sie zunächst überlegten, dem stechenden Insekt durch das umstrittene Insektizid DDT beizukommen, wird heute an die Vermehrung genetisch veränderter Mücken gedacht, die nicht mehr als Überträger der Krankheit dienen können. Eine schwierige ethische Frage, da Langzeitwirkungen eines solchen Eingriffs natürlich nicht bekannt sind. Die Gefahr scheint jedoch groß genug, dass man Unsicherheiten in Kauf nehmen würde. Parallel dazu forschen Wissenschaftler an einem Impfstoff – eine Herausforderung. Ein Impfstoffversuch hat ganz gut funktioniert. Mit einem Haken: Die Plasmodien müssen in

Reinform vorliegen, um sie dem Menschen in geringer Dosis zu spritzen, um Immunantwort und Immungedächtnis zu erzeugen. Gelungen ist das schon, doch von einer flächendeckenden Malaria-Impfung ist man noch ein Stück entfernt.

Mit Vorsicht zu genießen – Pilze

Unter dem Mikroskop sehen viele Pilze wunderschön aus: wie puderzuckerbestäubte Tannenwälder, sattgrüne Seealgen, ein lauer Windhauch, der die Pollen wie Sterne weiterträgt, oder Bündel von Orangen. Doch Schönheit kann tödlich sein.

Pilze sind von allen Erregergruppen den Lebewesen wie Pflanzen und Tieren am ähnlichsten. Sie zählen zu den Eukaryoten, haben also Zellkern und Zellmembran. In der Membran steckt Ergosterol, das in etwa dem Cholesterol in menschlichen Zellen entspricht. Ja, Cholesterin ist nicht immer unbedingt schädlich, sondern sogar lebensnotwendig. In allen Membranen ist Cholesterin verarbeitet. Wegen der kleinen, aber feinen Unterschiede zwischen Cholesterol und Ergosterol bietet Letzteres eine große Chance: Es lässt sich durch Medikamente bekämpfen, die Cholesterol nichts anhaben können. So wie Pilze ganz unterschiedlich gefärbt sein

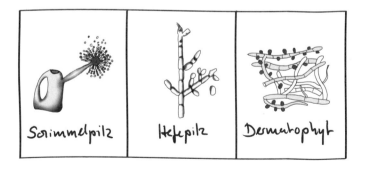

können, gibt es sie auch in verschiedenen Formen: Die drei
großen Gruppen sind Hefen, Schimmel und Dermatophyten.

Haftet sich ein Pilz an Haut oder Schleimhaut, ist das meist
kein großes Problem. Oberflächlicher Pilzbefall ist in der
Regel gut behandelbar, und wir haben sowieso auch natürlich
einige Pilze auf unserer Haut und im Darm. Die Dosis und
der Ort machen die Musik. Dringt der Pilz nämlich von der
Haut ins Gewebe vor, greift er also das System an, kann eine
Pilzerkrankung auch mal zur tödlichen Gefahr werden. Dann,
wenn zum Beispiel das Immunsystem nicht so funktioniert,
wie es sollte. Dieses Eindringen gelingt, wenn das erste Abwehrbatallion, die oberflächlichen Bakterienkolonien, versagt
und es nicht schafft, den Pilz abzuweisen. Glücklicherweise
sind Bakterien gut geeignet für solche Einsätze. Eingeschränkt
ist ihre Schlagkraft allerdings bei einem geschwächten
Immunsystem. Auch wenn zuvor ein Antibiotikum eingenommen wurde, kann das problematisch sein. Denn dieses
Medikament geht nicht nur gegen gefährliche bakterielle
Erreger im Körper vor, sondern allzu oft haut es sämtliche am
und im Körper vorhandenen Bakterien – gute wie schlechte –
unterschiedslos kurz und klein.

Nicht nur zum Backen da – Hefe

Der Hefepilz Candida albicans ist eigentlich ein harmloser
Mitbewohner auf und im menschlichen Körper. Die meisten von uns beherbergen ihn auf ihrer Haut und Schleimhaut – bevorzugt dort, wo die Sonne nicht hinkommt, wo
es feuchtwarm und gemütlich ist. Dort fühlt sich Candida
wohl und verursacht, wenn er sich ein bisschen zu sehr verbreitet, Hautrötungen und Pusteln, Schuppen oder einen
weißlichen Belag. All das sind Anzeichen dafür, dass die
natürliche Bakterienflora der Haut gestört ist und sich das
üblicherweise leicht saure Milieu der Haut verschoben hat.
Woran das liegt, weiß man nicht ganz genau. Vermutlich können ein begünstigendes Hautklima, geschwächte Abwehr-

kräfte, Stress, Einnahme bestimmter Arzneimittel und hormonelle Veränderungen zum Befall beitragen. Entsprechend hilft das Gegenteil bei der Bekämpfung von Candida albicans, und das heißt in erster Instanz: Es braucht Trockenheit, Kühle (Luft) und Licht – gegebenenfalls in Kombination mit sogenannten Antimykotika, also pilzvernichtenden Medikamenten.

Hefen kennen wir alle in anderen Zusammenhängen. Es sind jene Pilze, die in der Küche höchst nützlich sind – sei es als Backtriebmittel oder in der Vergärung alkoholischer Getränke. Mit diesen Hefen hat Candida albicans eines gemeinsam: Sie alle wandeln Zucker in Spaltprodukte um, weshalb übrigens Diabetiker mit höherem Blutzuckerspiegel besonders von Pilzbefall gefährdet sind.

Der Fluch des Pharao – Schimmel

Sie mögen noch nie von Aspergillus, einem häufig vorkommenden Schimmelpilz, gehört haben, aber vielleicht vom Fluch des Pharao. Weltweite Bekanntheit erlangte er nach der Entdeckung des Grabes von König Tutanchamun 1922 im Tal der Könige bei Luxor in Ägypten. Als der britische Ägyptologe Howard Carter ein kleines Loch öffnete, um einen Blick auf die unvorstellbaren Schätze im Inneren des Grabes zu riskieren, entstand nicht nur eine Begeisterung für das alte Ägypten, sondern auch das Gerücht eines tödlichen Fluchs. Schließlich starb recht kurz nach der Graböffnung der Geldgeber Lord Carnarvon. Der Fluch ließ sich zwar zehn Jahre Zeit, um weitere 6 der 26 Anwesenden ins Grab zu befördern – und Carter war nicht einmal dabei –, aber da war die Erzählung vom Fluch schon geboren. Sie wiederum rief auch Pathologen auf den Plan, die versuchten, eine naturwissenschaftliche Erklärung zu finden. Und darin spielte Aspergillus eine prominente Rolle.

Dass Schimmelpilze krank machen können, ist schließlich weithin bekannt. Kein Jahr, in dem nicht vor Schimmel auf

Lebensmitteln, in Wohnräumen und an anderen schlecht belüfteten, feuchten Orten gewarnt wird. Dabei macht nicht der Schimmelpilz an sich krank, sondern seine Stoffwechselprodukte, das Pilzgift.

Um die Verwirrung zu vollenden: Nicht jedes Pilzgift ist tatsächlich schädlich. Am deutlichsten wird das, wenn man sich in Erinnerung ruft, dass das wichtigste natürliche Antibiotikum Penicillin ist, jener Stoff, der vom Pinselschimmel Penicillium notatum gebildet wird.

Nun aber zurück zu den unangenehmeren Vertretern der Schimmelpilze. Der Blick in so manche Brottüte lässt uns unschwer Aspergillus fumigatus erkennen, den rauchgrünbläulichen Lebensmittelschimmel. Er bildet deutlich sichtbare Teppiche und verändert den Geschmack und das Aussehen vieler Lebensmittel so charakteristisch, dass Menschen ohne besondere Aufforderung auf den Verzehr verzichten. Sollte er einmal unentdeckt bleiben, ist das nicht weiter problematisch, denn die gebildeten Gifte dieses Gießkannenschimmels sind kaum eine Gefahr. Trotzdem gehören verschimmelte Lebensmittel bis auf zuckrig konservierte (wie Marmeladen) oder Einsalzung und Trocknung (wie Hartkäse) entsorgt. Aspergillus fumigatus befindet sich ständig in unserer Umgebungsluft. Nur bei immunsupprimierten Patienten kann es bei intensiver Begegnung zum systemischen Befall mit oft tödlichen Folgen kommen.

Aspergillus niger, der Schwarzschimmel, ist gefährlicher als Lebensmittelschimmel. Oft bleibt er, bevorzugt hinter Heizungen und Möbeln, in verstellten Raumecken oder versteckt unter Tapeten, unerkannt. Derart vor Bekämpfung geschützt, bilden die Pilze fortwährend Pilztoxine, die krank machen können. Vor allem Atemwegserkrankungen sind bei entsprechend vorbelasteten Personen häufig. Da sich diese Schimmelpilze gerade in schlecht belüfteten Räumen halten, ist eine Verbesserung des Raumklimas zentral, um Aspergillus niger zu Leibe zu rücken.

Auch Aspergillus flavus ist ein Schimmelpilz, der potenziell gefährlich ist. Er bildet das Gift Aflatoxin, das Krebs hervorrufen kann. Wie eine winzige Pusteblume sieht dieser in der Natur häufig vorkommende Pilz unter dem Mikroskop aus. Er vermehrt sich – vergleichbar zu seinem blumigen Pendant – durch kleine Sporen, die durch Luftbewegung über weite Strecken getragen werden können. Besonders gern hält sich der gelbe Pilz auf fett- und stärkehaltigen Samen – Getreide, getrocknetem Mais, Erdnüssen oder Pistazien – auf und gelangt von dort aus in den Körper. Seine krebserregende Wirkung führt bei geschwächten Patienten überdurchschnittlich häufig zu Leberkrebs, kann aber auch andere tödliche Folgen haben.

Stinkefüße – Fußpilz

Es ist wieder Hallenbadsaison und der Dauergast ist …? Genau – der Fußpilz. Erst sind es nur ein unangenehmes Jucken und eine Rötung zwischen denn Zehenzwischenräumen. Später können sich kleine Bläschen oder weißliche, weiche Hautplatten bilden. Fußpilz wird durch Dermatophyten – Hautpilze – ausgelöst. Einer der bekanntesten ist Trichophyton rubrum. Unter dem Mikroskop sieht er recht harmlos aus: Lang gestreckte Fäden aus einzelnen Segmenten erinnern an einen Regenwurm. Dieses Gebilde wird unter günstigen Bedingungen immer größer und macht sich auf der Haut durch Rötungen und offene Stellen in der Hornhaut bemerkbar. Trichophyton liebt es warm und feucht, insbesondere zwischen den Zehen bestehen optimale Lebensräume. Vor dem Erreger ist kaum jemand gefeit, denn der Kontakt ist auf allen Laufflächen möglich. Da hilft auch ein Fußdesinfektionsbad in der Schwimmhalle kaum, weil Fußpilz sich hartnäckig an Hautflächen festklammert und selbst mit widrigen Umweltbedingungen problemlos umgehen kann.

Hilfreich ist nur eins: ein wüstenartiges Fußklima. Paradoxerweise sind Barfußgeher hier im Vorteil, obwohl sie mit

Fußpilzen eher in Kontakt kommen. Sneakerliebende Teenager im Hochsommer hingegen bieten einen idealen Brutplatz. Und Diabetiker haben es besonders schwer: Ihre Erkrankung sorgt vermehrt für geschädigte Haut. Auch übergewichtige Betroffene schwitzen häufiger und gleichzeitig sind ihre Extremitäten oft schlechter durchblutet und ihre Abwehrkräfte geschwächt. Deshalb ist der Besuch beim Podologen gerade für sie besonders wichtig – denn so kann Fußpilz erkannt und sachgerecht behandelt werden.

Immundefekte

Es ist wie so oft: Wie wichtig etwas im Leben ist, merkt man erst, wenn es fehlt. Das ist mit dem Immunsystem nicht anders: Immundefekte zeigen, dass es sich dabei um ein Orchester handelt, in dem jeder, wirklich jeder Spieler lebensnotwendig ist. Bei einem Immundefekt sind Teile oder sogar das gesamte Immunsystem des Körpers gestört, mit manchmal erheblichen bis hin zu tödlichen Auswirkungen. Die meisten der über 350 bekannten Immundefekte sind allerdings nur schlecht erforscht. Zwar sind ihre Symptome und oft auch ihr genetischer Ort genau bekannt, doch die Ursache nicht und somit fehlt auch das passende Gegenmittel. Das hat damit zu tun, dass die meisten Immundefekte nur sehr wenige Menschen betreffen. Solche sogenannten seltenen Krankheiten haben kaum eine Forschungslobby.

Der Junge in der Plastikblase – Wenn die Abwehr fehlt

Stellen Sie sich vor, Sie hätten gar kein Immunsystem. Bei all den Gefahren, die da draußen lauern, ist das schwer mit dem Leben zu vereinbaren, aber manchmal trotzdem möglich. Nur selten wird ein Immundefekt einem breiten Publikum bekannt. Eine Ausnahme ist die Erkrankung SCID – Severe combined immune deficiency. Dieser umfassende, nur Jungen betreffende Immundefekt bekam durch den 1976 erschienenen Film *Bubble Trouble* mit John Travolta viel Aufmerksamkeit. In dem Film geht es um die Geschichte von David Vetter, einem 1971 geborenen Jungen, der nur 13 Jahre alt wurde und sein ganzes Leben in einem Isolationsanzug verbringen musste, weil er keine Abwehrkräfte hatte. Als sich 1983 erste Möglichkeiten für eine Behandlung auftaten und David eine Knochenmarkspende von seiner Schwester erhielt, wurde er mit dem im Spenderblut unentdeckt gebliebenen, für die meisten Menschen nicht gefährlichen Epstein-Barr-Virus infiziert, gegen das sich sein Körper nicht wehren konnte. Das aber zeigte der Film natürlich nicht. Er ließ den Zuschauer in dem Glauben, dass man trotz einer so schweren Erkrankung zu einem attraktiven, beliebten jungen Mann heranwachsen könne. Die Realität war wohl zu hoffnungslos: Tatsächlich haderte David oft mit seiner Isolation und konnte erst im Sterben von seinen Eltern umarmt und geküsst werden, spürte den Hauch der Luft und erkannte, was es alles auf der Welt gab.

Nicht immer hat ein Immundefekt solch gravierende Auswirkungen auf das Leben von Betroffenen, aber stets handelt es sich um ein systemisches Problem, auf das es lange Zeit nur wenige Reaktionsmöglichkeiten gab. In den letzten Jahren haben sich aber die Behandlungsoptionen vervielfacht, vor allem die Gentherapie scheint ein vielversprechender Ansatz zu sein.

Grundsätzlich können Immundefekte entweder nur einen Arm des Immunsystems oder aber beide Arme betreffen. Im Kapitel *Die Armee des Körpers* haben wir bereits zwischen der zellulären und der humoralen Immunantwort unterschieden. Dementsprechend gibt es Immundefekte, bei denen bestimmte Immunzellen ausfallen oder nicht koordiniert arbeiten. Andere Defekte verhindern die Bildung von Antikörpern. Stammzellbehandlungen, eine dauerhafte Immunglobulingabe und eine zusätzliche Behandlung mit Langzeitantibiotika sind drei der möglichen Behandlungsformen. Dazu kommt die schon erwähnte Gentherapie.

Die heutige Gentherapie ist viel genauer als ihre Vorgänger. Eingesetzt werden präzise arbeitende Genscheren. So können beispielsweise nach der Geburt bei einem bekannten Immundefekt hämatopoetische Stammzellen entnommen und zielgenau über Vektoren

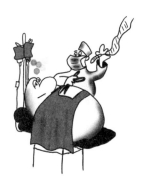

Teile des Immunsystems in geschädigte Gene eingefügt werden. Diese CRISPR/CAS-Methode ist ein ganz neuer Forschungsansatz, dessen Entwicklerinnen Emmanuelle Charpentier und Jennifer Doudna dafür 2020 mit dem Nobelpreis für Chemie ausgezeichnet wurden.

Doch bis dahin war es ein weiter Weg. Schon lange sehnt sich die Molekularbiologie danach, die Funktion eines bestimmten Gens zu verstehen. Viele Jahre bestand die einzige Möglichkeit, das herauszufinden, darin, eine kleine Veränderung (Mutation) am Gen vorzunehmen und zu sehen, welche Auswirkungen das hat. Das war einerseits umständlich, andererseits auch wenig zielgenau, denn was genau die Mutation auslöste, stand nicht immer fest. Mit der neuen Methode ist dieses Problem erledigt, denn die beiden Biochemikerinnen zogen die richtigen Schlüsse aus einem bereits bekannten Protein mit dem Namen CAS9. Sie verstanden, dass es in der Lage ist, DNA an jeder beliebigen ausgewählten Stelle zu zerschneiden und ein anderes Genstück einzusetzen. Aber mit dieser Methode hätte man nun zum Beispiel die Möglichkeit maßgeschneiderte Babys zu kreieren.

Aufregende Aussichten, die ethische Probleme lösen und neue schaffen: Mit einer jahrelangen Isolationsblase wird sicher kein Erkrankter mehr behandelt. Auch wenn das ethisch nicht vertretbar ist, wird immer deutlicher, dass personalisierte Medizin – also eine maßgeschneiderte Behandlung – der Schlüssel zum Erfolg ist. Eine ermutigende Aussicht bei Immundefekten. Doch hat die Genschere keinen eingebauten Gradmesser für ethisch überzeugendes Handeln. Sie schneidet nicht nur dort, wo schlimme Krankheiten behandelt oder von vornherein vermieden werden, sondern auch dort, wo optimiert oder designt werden soll.

Betreten verboten! – Erworbene Immundefekte

Neben den angeborenen Immundefekten gibt es auch noch solche, die erworben wurden. Erstere sind immer genetisch bedingt, bei Letzteren spielt die genetische Veranlagung zumindest nur eine Nebenrolle. Hierzu zählt zum Beispiel die HIV-Infektion, aber auch bestimmte Krebserkrankungen oder absichtlich herbeigeführte Immuninsuffizienzen im Rahmen von Organtransplantationen.

Bei einer Infektion mit dem HI-Virus werden die CD4-T-Zellen zerstört. Dadurch funktioniert auch ein Teil des zellulären Arms des Immunsystems nicht mehr richtig. Wie in einer Art Dominoeffekt fehlen mit diesen T-Zellen die Koordinatoren der Immunantwort. So werden eigentlich harmlose Infektionen gefährlich. Da die entstehende Krankheit Aids seit den 1980er-Jahren viele Menschen betrifft, wurde dazu umfassend geforscht. So erhielten Immunologen auch Antworten auf Fragen zu anderen T-Zell-Defekten und lernten mehr über die Funktionsweise des Immunsystems im Ganzen.

Auch bei Krebserkrankungen gibt es solche, die das Immunsystem betreffen. Das sind spezielle Blutkrebsarten, sogenannte Leukämien. Schließlich gehören bestimmte Zellen des Immunsystems zu den sogenannten Leukozyten – einem wesentlichen Bestandteil des menschlichen Bluts. Leukämien heißen diese Erkrankungen, weil sich das Blut weißlich färbt: Dann explodiert die Zahl der Leukozyten, der weißen Blutkörperchen. Das ist eine ganze Gruppe von Zellen, zu denen auch die für das Immunsystem bedeutsamen T- und B-Zellen gehören.

Am Beispiel der B-Zell-Leukämie lässt sich der Verlauf der Krankheit anschaulich erklären: Wir erinnern uns an die Aufgabe von B-Zellen. Sie sind für die Bildung von Antikörpern zuständig. Damit diese spezifisch und hochwirksam sind, müssen in den B-Zellen vom Körper permanent kleine Anpassungen – Mutationen – erlaubt sein. B-Zellen sind also Meister der genehmigten Veränderung. Der Körper geht einen Kompromiss ein: Um möglichst genau gefährliche fremde Strukturen identifizieren zu können, gestattet er den B-Zellen, sich diese Strukturen zu merken und entsprechende Antikörper zu entwickeln.

Wenn diese Veränderung nun aber krankhaft ist, glaubt der Körper noch für längere Zeit, die B-Zellen täten einfach das, was ihre Aufgabe ist. Derweil aber geschieht bei der B-Zell-Leukämie schon eine ganze Weile etwas anderes: Die B-Zellen sind längst außer Rand und Band und vermehren sich unkontrolliert – oft tritt diese Form der Leukämie bei Kindern auf. Das feine Gleichgewicht der Blutzusammensetzung gerät ins Wanken. Schließlich machen die vielen B-Zellen anderen Leukozyten den Platz streitig, auch ein Mangel an reifen roten Blutkörperchen und Blutplättchen entsteht. Betroffene spüren das beispielsweise an einer stärkeren Blutungsneigung – schließlich fehlen Thrombozyten, die für die Gerinnung zuständig sind – und daran, dass sie sich besonders abgeschlagen fühlen. Der Körper im Ganzen ist durch die vielen Ressourcen, die die B-Zellen beanspruchen, sehr geschwächt.

Das Schwierige daran ist: Die entarteten B-Zellen klonen sich und jede einzelne trägt in sich die verheerende Falschinformation der ungebremsten Vermehrung. Die Genschere ist auch hier ein aussichtsreicher Ansatz, doch noch ist eine

Kombination aus einer intensiven chemotherapeutischen Behandlung, gegebenenfalls Bestrahlung und einer Knochenmarktransplantation von gesunden Stammzellen die Standardtherapie – lebensrettend, aber mit vielen unangenehmen Nebenwirkungen.

Cosmas und Damian – Immunologische Nebenwirkungen

Über ein Jahrzehnt, nachdem ich aus meiner WG ausgezogen war, arbeitete ich am Universitätsklinikum in Essen. Eine unterschätzte, liebenswerte Stadt mitten im Ruhrpott. Vielleicht nicht die schönste City, aber sie hat trotz allem Charme. Ihre Stadtpatrone sind Cosmas und Damian. Immer wenn ich durch die Stadt schlenderte, begegneten sie mir – am auffälligsten am Rathausportal. Warum ich Ihnen das erzähle? Weil die beiden viel mit dem Immunsystem zu tun haben, wenn man der Legende glaubt. Angeblich waren Cosmas und Damian Ärzte, die zur Zeit des Kaisers Diokletian – eines römischen Herrschers an der Wende zwischen dem 3. und 4. Jahrhundert – lebten. Eine der unterschiedlichen Überlieferungen ihrer Lebensgeschichte berichtet, dass sie die erste Transplantation der Geschichte vorgenommen hätten. Erzählt wird, dass sie, von Engeln begleitet, einem schlafenden Kranken das zerfressene Bein abnahmen und ihm ein gesundes ansetzten, das Damian einem gerade Verstorbenen abgenommen hatte. Falls die Geschichte stimmt, ist es unwahrscheinlich, dass der Betroffene die Prozedur überlebte, doch war die Idee eine bahnbrechende – so bedeutsam, dass ihre Schädel seit 1413 als Reliquien im Wiener Stephansdom verwahrt werden und Cosmas und Damian nicht nur Essens Stadtheilige, sondern auch die Patrone der Wiener Medizinischen Fakultät sind.

Wenn Menschen ein neues Organ oder neues Gewebe benötigen, sind neben Chirurgen häufig Immunologen gefragt. Immer dann nämlich, wenn dieses Organ von einem fremden Menschen kommen soll. Sie wissen bereits, dass das Immunsystem darauf spezialisiert ist, potenziell gefährliche fremde Strukturen zu erkennen und den Körper davor zu schützen. Genau diese lebenssichernde Funktion aber macht Transplantationen ungeheuer schwierig. T-Zellen und Antikörper würden das Gewebe dieser anderen Person – es sei denn, es handelte sich zufälligerweise um unseren genetischen Zwilling – erbarmungslos bekämpfen. Dies liegt vor allem an den bereits beschriebenen Gewebefaktoren, dem HLA.

Darum gehen Mediziner verschiedene Wege, um Transplantationen zu ermöglichen. Erstens: Sie entwickeln künstliche Ersatzstoffe – Implantate, die im engeren Sinn gar nicht mehr zu den Transplantaten gezählt werden. Womöglich ist eine autogene Transplantation möglich, also eine Nutzung eigenen Gewebes von einer anderen Stelle des Körpers – die zweite Möglichkeit. Oder aber drittens eben der eineiige Zwilling, der genetisch identisch ist und ein Transplantat spenden kann. Dieses Glück haben allerdings die wenigsten Menschen. In den meisten Fällen wird – viertens – ein genetisch möglichst ähnlicher Spender gesucht.

Wie sehr diese Suche, die wegen der Vererbung genetischer Merkmale immer in der engsten Familie beginnt, der Stecknadel im Heuhaufen gleicht, können Sie mit Ihrem Wissen über das Blutgruppensystem und über die HLA-Moleküle aus den vorherigen Kapiteln erahnen. Die schier unvorstellbare Zahl möglicher Kombinationen macht die Suche nach dem passenden Organspender fast immer zu einem Kompromiss. Es ist meist nur eine Annäherung an die Ideallösung möglich, und die braucht auch noch persönliches Engagement von jedem von Ihnen. Lassen Sie sich am besten noch heute als potenzieller Spender registrieren – beispielsweise bei der DKMS, der Deutschen Knochenmarkspenderdatei. Dort werden grundlegende Daten der Freiwilligen gesammelt und bei Bedarf ein passender Spender ermittelt.

Doch auch wenn diese Suche erfolgreich war, muss das Immunsystem des Empfängers heruntergeregelt werden. Man nennt das auch Suppression (Unterdrückung). Der Effekt ist eine Immuninsuffizienz, eine eigentlich ungenügende Funktion des Immunsystems. Immunsuppressiva sind allerdings keine spezifischen Medikamente. Sie sind nicht in der Lage, nur die Abstoßungsreaktion auf ein fremdes Organ zu verhindern, sondern drosseln das gesamte Immunsystem herunter. Deswegen ist diese notwendige Behandlung immer ein Drahtseilakt: Wie kann die Abstoßung verhindert werden? Wie kann gleichzeitig der Körper vor Bakterien, Viren, Pilzen und Parasiten geschützt werden? Das muss sorgfältig abgewogen werden. Gleich nach einer Transplantation gilt es, eine akute Abwehrreaktion zu verhindern. Deshalb wird das Immunsystem sehr stark unterdrückt. Im Laufe der Zeit ist es möglich, diese künstliche Schwächung langsam abzumildern.

Bei der Transplantation von Stammzellen kommt eine weitere Gefahr hinzu. Abstoßungsreaktionen sind nicht nur seitens des Empfängers möglich, sondern auch vom Spendermaterial ausgehend. Dabei wenden sich autonome Spenderimmunzellen gegen den Empfänger. Diese T-Zellen sind im Transplantat enthalten und gewöhnen sich normalerweise an ihre neue Umgebung. Manchmal aber kommen sie in der Fremde nicht zurecht und beginnen mit dem Abwehrkampf. Das Ganze nennt sich Graft-versus-Host-Reaktion, auf Deutsch Transplantat-gegen-Wirt-Reaktion. Sie kann eine eigentlich hinsichtlich der allgemeinen Gewebemerkmale vielversprechende Stammzellentransplantation höchst gefährlich machen und muss behandelt werden.

Letztlich zeigt das vor allem, wie schwerwiegend die Vorerkrankungen sind, die zu einer Transplantation führen. Damit alle immunologischen Nebenwirkungen in Kauf genommen werden, darf sonst kein Licht am Horizont zu sehen sein.

Überschießendes Immunsystem

Nach all den Erzählungen über wirklich schwere Erkrankungen schien mir das nächste Thema fast verträglicher – hätte ich mich nicht rechtzeitig daran erinnert, wie Markus in jedem Frühjahr aussah. Es war die einzige Jahreszeit, in der ich wirklich verstehen konnte, dass er keinen unnötigen Schritt aus seinem Zimmer machte. Markus litt unter einer ausgewachsenen Pollenallergie, die ihn für zwei der zwölf Monate in ein Monster mit blutunterlaufenen Augen, triefender Nase und näselnder Stimme verwandelte.

Hatschi! – Allergien

Der Mai ist gekommen, die Allergien schlagen aus! Da blüht es so schön, die Sonne kommt raus und schon … juckt's. Über Wochen geht diese Tortur. Die Nase läuft oder ist verstopft, die Augen sind gerötet, tränen oder brennen, manchmal schwellen Nasenschleimhaut und Augenlider zu. Spätestens, wenn die Geplagten keine Luft mehr bekommen, ist der Spaß vorbei. Da freut man sich doch, wenn der Regen eine kleine Verschnaufpause bringt. Die Rede ist von einer der häufigsten Allergien – der gegen Pollen, auch bekannt als Heuschnupfen. Die Bezeichnung ist so passend wie irreführend, denn es ist bei Weitem nicht nur Heu, das aber als Leitreaktion die Schniefnase auslöst.

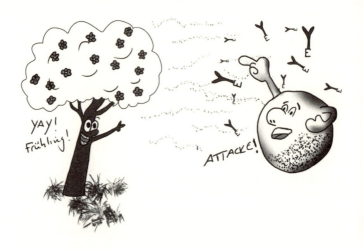

Bei einer Allergie schießt das Immunsystem übers Ziel hinaus und geht gegen etwas vor, das ihm eigentlich egal sein sollte. Es gibt vier Arten von Allergien: Mal werden zu viele Antikörper produziert (Typ I), mal kleben sich die Antigene an Körperzellen und bringen den Körper dazu, sich selbst mit Antikörpern zu attackieren (Typ II), mal sacken Antigen- und Antikörperverklebungen auf den Boden der Gefäße und bewirken eine Entzündungsreaktion (Typ III), mal werden die T-Zellen übermäßig aktiviert (Typ IV).

Pollen und Co. – Typ-I-Allergie

Was wir normalerweise unter Allergien verstehen, ist der Typ I. Er ist am häufigsten. Millionen Deutsche leiden unter einer Entzündung, die durch eingeatmete Pollen meist in der Bronchialschleimhaut hervorgerufen wird. Die betroffene Person atmet den Pollen ein und mit einem Mal reagiert sie darauf, obwohl sie eigentlich nicht reagieren sollte. Es liegt eine Fehlfunktion der Regelung der IgE-Antikörper vor. Sie binden, was sie nicht krank machen sollte. Immunglobulin E fesselt sich flugs an die Mastzelle, die voll von Histamin ist. Eigentlich ein toller Stoff in der Immunabwehr, denn er regt die Magensäureproduktion an, beschleunigt die Darmperistaltik und regt die Durchblutung des betroffenen Gewebes an, wodurch mehr Immunzellen zum Ort des Geschehens kommen.

Kurz gesagt: Histamin tut alles dafür, dass ein Mensch einen Eindringling rasch wieder loswird. Dazu werden unangenehme Nebenwirkungen – es juckt und schmerzt, die Nase verstopft, die Bronchien verengen sich – in Kauf genommen. Schlecht ist es nur, wenn das Histamin aktiviert wird, obwohl gar kein Fremder vor der Tür steht, sondern – total normal für bestimmte Jahreszeiten – Pollen in der Luft umherfliegen. Nennt man solch einen hypernervösen Türsteher sein Eigen, entsteht leicht allergisches Asthma, das nicht nur unangenehm, sondern bei entsprechender Pollenintensität auch gefährlich sein kann. Die T-Zellen, die normalerweise die IgE-Aktivität auf ein vernünftiges Maß einschränken, fehlen oder sind zu wenig aktiv.

Neben medikamentöser Abhilfe gibt es viele »Hausmittel«, die uns dabei unterstützen, mit solch einer Typ-I-Allergie zumindest besser zurechtzukommen. Ob sie für Ihren individuellen Lebensstil geeignet sind, können Sie nur selbst entscheiden. Als hilfreich haben sich folgende Maßnahmen erwiesen: Halten Sie sich in der Hochsaison »Ihrer« allergieauslösenden Pollen besonders an windigen Tagen möglichst häufig in geschlossenen Räumen auf. Vermeiden Sie in dieser Zeit auch, während oder nach Gewittern ins Freie zu gehen. Tragen Sie im Außenbereich eine Sonnenbrille. Sollte die allergische Reaktion sehr deutlich sein, duschen Sie, wenn Sie zu Hause ankommen, spülen Sie dabei Ihre Augen mit Wasser aus und wechseln Sie gegebenenfalls sogar Ihre Kleidung. Halten Sie im Auto und zu Hause die Fenster geschlossen und verwenden Sie im Auto eine Umluft-Klimaanlage. Ihr Urlaub sollte Sie in der Pollensaison am besten in eine pollenarme Gegend führen – ans Meer oder ins Hochgebirge. Und wenn Sie zu Hause Ihren Garten gestalten, suchen Sie nach Pflanzen, die nicht als Allergieauslöser bekannt sind. Zu guter Letzt: Rasenmähen ist für die meisten Pollenallergiker eine ganz schlechte Idee.

Bluttransfusionen – Typ-II-Allergie

Haben Sie schon einmal von der Kreuzprobe gehört? Die wird heute glücklicherweise gemacht, bevor man einem Menschen eine Bluttransfusion verabreicht. Früher glich eine Übertragung von Blut einem Lotteriespiel – ein Gewinn war selten. So verlief auch die erste bekannte »Bluttransfusion« im Juli 1492 tödlich. Damals spendeten drei Zehnjährige dem im Sterben liegenden Papst Innozenz VIII. ihr Blut. Dies geschah auf ärztlichen Rat hin, man erhoffte sich eine Verjüngung des Papstes. Das Wort »Bluttransfusion« ist in diesem Fall bewusst in Anführungszeichen gesetzt, denn der Papst hat das Blut getrunken. Die drei Kinder überlebten das Experiment – vermutlich aufgrund der entnommenen Blutmenge – nicht. Der Papst blieb genauso krank wie zuvor und verstarb nach kurzer Zeit ebenfalls.

Aber auch die uns bekannte tatsächliche Bluttransfusion war lange Zeit meist tödlich. Denn die Gabe einer unpassenden Blutgruppe ist verheerend. Sie löst eine Typ-II-Allergie aus, eine zytotoxische Reaktion. Schon der Name verrät das Problem: Diese Reaktion richtet sich wie ein Gift (Toxin) gegen die eigenen Zellen. Man nennt sie zytotoxisch. Was passiert dabei? Wir alle haben unser eigenes Blut mit ganz spezifischen Eigenschaften. Einige davon – die Blutgruppen – sind so zentral, dass eine Begegnung mit einem anderen Blutgruppentyp zur Zerstörung des Blutes führt.

Diese Erkenntnis ist noch nicht so alt: Erst am Anfang des 20. Jahrhunderts kam der österreichische Arzt Karl Landsteiner darauf. Ihm war aufgefallen, dass das Blut unterschiedlicher Menschen verklumpte, wenn man es zusammenbrachte. Das geschah aber nicht immer. Landsteiner hielt das nicht für einen Zufall, sondern war der Überzeugung, dass das Blut verschiedene, damals noch unsichtbare Merkmale hatte. In vielen Versuchen fanden er und seine Assistenten heraus, dass es vier Blutgruppen geben musste. Sie wurden nach einigen Jahren als A, B, AB und 0 bezeichnet. Diese Buchstaben geben an, welche Antigene sich auf der Oberfläche der Blutkörperchen befinden. Bei Blutgruppe A ist es das gleichnamige Antigen A, bei B und AB entsprechend. Nur wer Blutgruppe 0 hat, dessen Blutkörperchen besitzen keine Antigene auf ihrer Oberfläche. Da Menschen immer gegen jene Antigene Antikörper bilden, die sie selbst nicht haben, heißt das, dass ein Mensch mit Blutgruppe A Antikörper gegen B – und logischerweise auch gegen AB – bildet. Jene etwa 40 Prozent der Menschen in Deutschland mit Blutgruppe 0 bilden sogar gegen beide Antigene Antikörper. Sie selbst haben jedoch keine Antigene, die bei einer Übertragung zu einer allergischen Reaktion beim Empfänger führen können. Für diese bahnbrechenden Fortschritte erhielt Landsteiner 1930 den Medizin-Nobelpreis.

Doch Landsteiner war noch nicht am Ende seiner Forschungen. Später fand er – zusammen mit einem anderen Wissenschaftler, Alexander S. Wieler – ein zweites Blutgruppensystem: die Rhesusfaktoren. Ihr Name ist eine Erinnerung an die Versuchstiere, Rhesusaffen, die dafür herhalten mussten, zu erkennen, dass sich Rhesus-positives und Rhesus-negatives Blut nicht vermischen sollten. Hier geschieht nämlich Ähnliches wie beim AB0-System: In Rhesus-negativen Menschen erkennt das Immunsystem einen fremden Faktor, wenn Rhesus-positives Blut gegeben wird. Das könnte bei einer Bluttransfusion der Fall sein, viel wichtiger ist aber, dass das auch auf natürlichem Wege geschehen kann. Während der Geburt eines Kindes vermischen sich kleine Mengen Blut von Mutter und Kind. Ein Rhesus-positives Kind sorgt deshalb bei einer Rhesus-negativen Mutter für die Bildung von Antikörpern. Ab der zweiten Schwangerschaft wird es gefährlich, denn nun stehen die Antikörper von Beginn der Schwangerschaft im mütterlichen Körper bereit, um den als fremd erkannten Embryo gleichsam loszuwerden. Glücklicherweise gibt es heute eine einfache medikamentöse Möglichkeit, die Antikörperbildung zu verhindern.

Da man also um diese zwei wichtigsten Blutgruppensysteme weiß, werden Schwangere, aber auch Blutspender sowie -empfänger auf ihre Blutgruppenmerkmale hin untersucht, um gegebenenfalls zu reagieren und die Typ-II-Allergie zu verhindern.

Übrigens: Spätestens jetzt ist klar, warum es bestimmte besonders gesuchte Blutspender gibt. Wer Blutgruppe 0 hat und rhesusnegativ ist, löst bei einer Vollblutspende für andere Personen niemals eine Abwehrreaktion aus. Und wer die Blutgruppe AB negativ hat, für den werden die zur Verfügung stehenden Blutreserven nie knapp, denn er kann fremdes Vollblut aller Merkmalskombinationen erhalten.

Farmerlunge und Serumkrankheit – Typ-III-Allergie

Arbeit auf dem Feld ist in vielerlei Hinsicht gesundheitsfördernd: sich aufhalten an der sauberen und frischen Luft, unmittelbare Begegnung mit der Natur, körperliches Training. Doch auch Berufskrankheiten drohen, allen voran die sogenannte Farmerlunge. Sie entsteht durch winzige Schimmelpilze – Aspergillen, die Sie schon kennengelernt haben. Diese Pilze stellen umherschwirrende Antigene dar, die frei flottierende Antikörper binden und dann zu einer Entzündungsreaktion in den Lungenbläschen führen. Bei der akuten Krankheit ist eine Heilung möglich, bei der chronischen Form aber muss die Begegnung mit dem Allergen unbedingt vermieden werden. Da helfen nur Atemschutz und im schlimmsten Fall sogar der Wechsel des Berufs.

Die Typ-III-Allergie tritt aber auch als verzögerte Reaktion auf ein Serum auf. In unseren Breiten eher selten, sind in Gegenden, wo Antigifte gegen Schlangen, Spinnen, Skorpione und andere gefährliche Tiere bedeutsam sind, solche Allergien von einiger Brisanz. Diese sogenannte Serumkrankheit ist eine verzögerte Überempfindlichkeitsreaktion auf das so dringend vom Patienten benötigte Antitoxin bei einem Biss oder Stich.

Um diese seltene Reaktion zu verstehen, muss man wissen, was Antitoxine überhaupt sind. Und wo könnte man das besser als am berühmt gewordenen Instituto Butantan in São Paulo. Dort werden Antitoxine vor allem gegen Schlangenbisse gewonnen. Dafür hält sich das Institut die größte medizinisch genutzte Pferdefarm der Welt. Die Pferde werden dort willentlich mit giftigen Schlangen zusammengebracht, von ihnen gebissen und so zur Produktion von Antitoxinen – nämlich Antikörpern – gegen das Schlangengift angeregt. Diese Antitoxine werden dann per Blutentnahme gewonnen, gereinigt und dem Menschen nach einem Schlangenbiss verabreicht. Selten wehrt sich das Immunsystem gegen das Serum, weil es dieses trotz Reinigung als tierischen Ursprungs erkennt. Der Schlangenbiss ist zwar zu diesem Zeitpunkt schon längst »neutralisiert«, doch die sogenannte 14-Tage-Krankheit, wie die Serumüberempfindlichkeit auch genannt wird, sorgt beispielsweise für Fieber, Ausschlag und Gelenkschmerzen, die erst nach einiger Zeit wieder abflauen.

Spät kommt sie, aber sie kommt – Typ-IV-Allergie

Gefährlich ist der Typ IV, der auch Spättyp genannt wird. Diese Bezeichnung beschreibt, dass es mehrere Tage dauern kann, bis die allergische Reaktion in Gang kommt. Typisch sind Kontaktallergien gegen bestimmte Stoffe, Arzneimittelreaktionen (beispielsweise auf Penicillin) oder auch die schon beschriebene Spätreaktion auf ein Transplantat. Manche dieser Allergien entwickeln sich sogar nicht nur über Tage, sondern über Jahre hinweg. Die Immunzellen – genauer gesagt T-Helferzellen und natürliche Killerzellen – werden dabei nach und nach aktiviert. Spürbar wird das, indem die Immunzellen Fresszellen anlocken und gleichzeitig Lymphokine einsetzen, die entzündungsfördernd wirken. So wird das Allergen zwar tatsächlich beseitigt, dabei allerdings eine mehr oder weniger heftige Begleitreaktion ausgelöst, die sich als Nesselsucht – ein Hautausschlag mit Schwellungen –, Juckreiz und womöglich sogar Atemnot zeigt.

Hier sind im Gegensatz zu den anderen Allergien jedoch keine Immunglobuline beteiligt, sondern es handelt sich um eine zelluläre Immunantwort, die auf die Bibliothek tolerierbarer und zu bekämpfender Strukturen im Thymus zugreift, um potenziellen Gefahren zu begegnen. Dabei wird manchmal etwas zu viel des Guten getan.

Immer empfindlicher – Allergien im Aufschwung

Aber warum häuft sich das Auftreten von Allergien in jüngster Vergangenheit? Für die letzten 20 Jahre gibt es ziemlich genaue Daten, die das belegen. Die Gründe dafür liegen im Dunkeln: Viel Raum für Spekulation und auch für einige abstruse Theorien. Als Wissenschaftler bin ich belegbaren Daten verpflichtet und so sehe ich beispielsweise keine stichhaltigen Belege dafür, dass gestresste Bäume mehr Pollen abwerfen und es deshalb immer mehr Heuschnupfengeplagte gibt. Ebenso ist mir noch kein schlüssiger Nachweis vorgelegt worden, dass Impfungen oder Medikamente diese Sensibilisierung verursachen. Drei Thesen scheinen mir aber durchaus nachvollziehbare Hinweise auf mögliche Gründe zu geben.

Erstens sorgt ein hohes Maß an Hygiene dafür, dass Menschen besonders in Industrieländern mit viel weniger Allergenen in Kontakt kommen. Sei es durch desinfizierende Putzmittel, sterileres Essen oder den Aufenthalt in allergenärmeren Räumen. So ist der Körper womöglich in einem schlechteren »Trainingszustand«, was Allergene betrifft. Das Immunsystem wartet und wartet. Es ist in steter Alarmbereitschaft und vermutet hinter jeder Polle bereits einen Feind.

Eine zweite Theorie weist auf die zunehmende Umweltverschmutzung als möglichen Allergieauslöser hin. Haptene sind, vereinfacht gesagt, kleine Teile, an die sich ein Antigen anhaften kann. Sie allein können keine Immunreaktion auslösen. Wenn sie sich aber ein körpereigenes Trägerprotein greifen, werden sie zu einem richtigen Antigen, auf das der Körper dann losgeht. Nun fragen Sie sich sicher: Warum greift der Körper ein eigenes Protein an? Das tut er – so wird vermutet –, weil das Hapten dieses Protein so verändert, dass es der Körper nicht mehr als vertraut erkennt.

Die dritte These kommt aus Japan, wo ja schon historisch bekannt ist, dass Aufopferung für die gute Sache ein gern gesehener Erkenntnisweg ist. Ein japanischer Wissenschaftler erklärte 2001, er habe sich einen Bandwurm zugelegt, um seinen Heuschnupfen zu kurieren. So wollte er zeigen, dass ein anständiger Wurmbefall vor Allergien schützt. Klingt verrückt? Ist es nicht, denn dabei passiert Folgendes, wie britische Wissenschaftler herausgefunden haben: Darmwürmer beispielsweise überlisten das Immunsystem. Sie bringen es dazu, regulatorische T-Zellen auszubilden. Diese – das wissen Sie seit dem Kapitel *Auf das richtige Maß kommt es an* – dienen dazu, das Immunsystem etwas zu beruhigen und die Aktivierung der Armee an Immunzellen zu verhindern. Diese Zellen sind nun nicht nur am Ort des Wurmgeschehens aktiv, sondern wirken sich offenbar allergieschützend auf den gesamten Organismus aus. Man darf gespannt sein, was weitere Forschungen zutage fördern, um die Entstehung und somit auch die Behandlung von Allergien zu verstehen.

Achtung, Allergene! – Allergievermeidung

Das Beste, was man gegen eine Allergie tun kann, ist, das Allergen zu vermeiden. Das klingt banal, ist es aber nicht. Jeder weiß: Je häufiger und mehr man einem Allergen ausgesetzt ist, desto stärker wird die Immunreaktion. Ihm zu entgehen, ist angesichts von Allergenen in der Umwelt oft nicht einfach. Man mag auf Schalentiere verzichten können oder Erdnüsse komplett vermeiden, doch Hausstaub, Pollen oder Tierhaare auf Abstand zu halten, ist um einiges schwieriger. Das bedeutet weitere unangenehme allergische Reaktionen, denn das Immunsystem weiß nicht, dass es aufhören soll, so mimosenhaft zu sein. Es produziert im Fall der humoralen Immunantwort bei der Allergie Typ I weiter tüchtig Immunglobuline und auch die Zahl der Mastzellen und ihre Histaminproduktion steigern sich unaufhörlich.

Kann man das Allergen nicht beseitigen, sind Medikamente oft die einzige Lösung. Deren Wirkungsweise richtet sich allerdings nicht gegen das Allergen selbst, sondern unterdrückt nur die Symptome. Das Spektrum reicht vom Nasenspray, um wieder Luft zu bekommen, über Augentropfen, um Juckreiz, Schwellung und Tränen zu mindern, bis zu Antihistaminika. Letztere sind die häufigste Wahl. Wie der Name schon sagt, wirken sie gegen das Histamin. Sie binden es jedoch nicht selbst, sondern blockieren die Rezeptoren des Histamins. Das bedeutet: Das Histamin ist zwar da, es kann aber keine Beschwerden mehr verursachen. Wie so oft ist allerdings auch Schatten, wo Licht ist: Das Blocken dieser Rezeptoren im Gehirn, wo Histamin entscheidend zur Reizregulation beiträgt, kann müde machen.

Bei allergischem Asthma werden zur Behandlung weniger Antihistaminika, sondern vielmehr Kortisonpräparate verordnet. Kortison ist ein körpereigener Stoff, der entzündungshemmend wirkt. Er kann auch synthetisch hergestellt und dann inhaliert werden, um die Entzündung der Lungenbläschen zu stoppen.

Da sich die meisten Allergiker wünschen, ihre Allergie(n) wieder loszuwerden, wird oft auf eine Hyposensibilisierungstherapie gehofft. Die Idee ist, durch eine Gabe kleiner Dosen des Allergens eine Gewöhnung zu erreichen. Es ist eine langwierige Therapie, die häufig mehrere Jahre dauert. Das Ergebnis ist unterschiedlich. Während diese Therapie bei Insektengiftallergien zu empfehlen ist, ja sogar lebensrettend sein kann, hat sie beispielsweise bei Pollenallergien nur mäßigen Erfolg.

Kampf gegen sich selbst – Autoimmunerkrankungen

Über Jahre stellt unser Immunsystems die denkbar beste Armee zusammen: hoch spezialisierte T-Zellen, die gezielt und effektiv die richtigen Feinde abtöten; B-Zellen, die eine Armada an hocheffektiven und tödlichen Antikörpern bilden. Alles perfekt abgestimmt. Diese Armee hat seit ihrem Bestehen viel erlebt und glaubt deshalb zu Recht, auf das meiste gut vorbereitet zu sein. Bestenfalls wird diese Armee auch noch tatkräftig von einer immununterstützenden Lebensweise flankiert, von der noch die Rede sein wird.

Doch dann, aus heiterem Himmel, passiert es womöglich: Die eigene Immunabwehr richtet sich gegen einen. Das passiert nicht oft, aber wenn es geschieht, ist es häufig eine massive Angelegenheit. Dann werden womöglich die Haut, das Gelenk oder die Zellen in der Bauchspeicheldrüse mit einem Mal der größte Feind des Immunsystems. Die betroffenen Zellen wissen gar nicht, wie ihnen geschieht. Sie waren doch immer Teil des Körpers und werden plötzlich attackiert. Besonders enttäuschend: Die Attacke geht gerade von den Immunzellen aus, die eigentlich da sind, um sie zu verteidigen. Hilflos sind sie der eigenen Armee ausgesetzt.

Und das Immunsystem ist grausam. Es tötet präzise und emotionslos. Wenn der Feind nicht verschwunden ist, vermehren sich die Angreifer. Sie werden mehr und mehr, bis die Sache geregelt ist. Flucht ist keine Option. So ist das Immunsystem trainiert. Bei dieser Ausbildung achtet der Körper penibel darauf, dass kein Fehler passiert und körpereigene Strukturen als gefährlich markiert werden. Deshalb wird im Thymus und im Knochenmark kräftig ausselektioniert. Alle T- und B-Zellen, die auch nur den Anschein erwecken, sie könnten eigene Strukturen angreifen, werden sofort ausgesiebt oder werden zu T-regulatorischen Zellen.

Da muss schon eine ganze Reihe an blöden Zufällen zusammenkommen – welche das sind, ist noch nicht restlos geklärt –, damit hier doch einmal etwas schiefgeht. Eine Sache lässt sich schon sagen: Es liegt an einer unglücklichen Konstellation. Die falschen Gene treffen just auf den einen Erreger, demgegenüber der Körper eine Schwachstelle hat. Während nämlich der Körper die T- und B-Zellen aussortiert, ist er gleichzeitig bestrebt, eine möglichst große Vielfalt der Immunantwort zu erhalten. Kein Wunder, man will ja auf jeden Fall gegen alle Eventualitäten mit der richtigen Immunantwort gewappnet sein.

Es ist ein immerwährender Zwiespalt. Da steht nun der Bibliothekar der Immunbibliothek und fragt sich bei jeder zwielichtigen Angelegenheit: erhalten und eine mögliche Reaktion gegen körpereigenes Material in der Zukunft riskieren oder auf Nummer sicher gehen und dann womöglich bei einem Infekt keine gute Antwort parat haben? Wie wichtig eine kluge Antwort auf diese Frage ist, sieht man ja an einigen Bakterien und Viren. Sie machen sich den Auswahlprozess zunutze und versuchen, gerade so sehr den Strukturen im Körper zu ähneln, dass das Immunsystem vielleicht genau jene T- oder B-Zellen, die ihnen jetzt gefährlich werden, in der Immunbibliothek nicht als potenzielle Gefahren gekennzeichnet hat.

Dass das Immunsystem in diese Zwickmühle kommt, liegt an den Genen. Eine wichtige Rolle spielt das HLA-Molekül, das wir schon kennengelernt haben. Sie erinnern sich: Das HLA ist die »Hand«, die den T-Zellen zeigt, wie ein kleiner Teil des Feindes genau beschaffen ist. Diese Hände spielen beim Training des Immunsystems eine wichtige Rolle. Das Problem ist: Die Hand kann nicht alle Anteile des Feindes zeigen. Es werden nur Bruchstücke erlernt. Und so kann es in seltenen Fällen passieren, dass eine Hand mit einem Teil des Erregers präsentiert wird, die gleichzeitig einer Struktur im Körper ähnelt. Wenn die T-Zelle dann nicht richtig ausgesiebt wurde, entsteht eine tickende Zeitbombe. Zwar ist die T-Zelle dann gut darin, den Erreger zu erkennen, sie ist gleichzeitig aber auch geeignet, identisch aussehende Körperstrukturen zu attackieren.

Nun muss aber noch Folgendes geschehen: Der Erreger muss in den Körper eintreten. Erst wenn das der Fall ist, werden die T-Zellen aktiv. Meistens sogar erst dann, wenn es eine verlängerte und verschleppte Infektion gibt, wenn also die Immunantworten lang und stark sind. Auf ihrer Suche nach allen Angreifern stoßen sie aber unglücklicherweise nicht nur auf den Erreger, sondern auch auf das in kleinen Teilen identische körpereigene Material. Unterschiedslos attackieren sie dann auch eigenes Gewebe in dem Glauben, dem Menschen bestmöglichen Schutz zu gewähren.

Als erste Version der Autoimmunreaktion gibt es also T-Zellen, die sich gegen einen Erreger ausgebildet haben, der Ähnlichkeit mit körpereigenen Strukturen hat. Es kann aber – zweitens – auch dazu kommen, dass körpereigene Zellen von Antikörpern angegriffen und dabei markiert werden, um anschließend von Makrophagen, Monozyten oder anderen Fresszellen verdaut zu werden. Sind es lösliche Bestandteile, verklumpen – das ist die dritte Art einer Autoimmunreaktion – die Antikörper im Blut. Dieser Mix lagert sich in Blutgefäßen ab und wird aktiviert. Anschließend – wir wissen das bereits aus dem Kapitel *Wo die Immunarmee ihre Bahnen zieht* – kommt das Komplementsystem ins Spiel, weil es fälschlicherweise annimmt, dass hier eine Infektion stattgefunden hat. Die Kaskaden der aktivierten Proteine rattern herunter und es wird zerstört, was scheinbar zu zerstören ist. So mannigfaltig der menschliche Körper und die Wege zu einer Autoimmunerkrankung sind, so verschieden sind die Krankheitsbilder, die auftreten können.

Die bekannteste Immunkrankheit der Welt – Diabetes

Werden spezialisierte Zellinseln in der Bauchspeicheldrüse attackiert, kommt es zu einer Immunerkrankung, von der jeder schon mal gehört hat: Diabetes. Die jugendliche Zuckerkrankheit, auch Diabetes mellitus Typ 1 genannt, sollte man allerdings nicht verwechseln mit dem Typ 2 Diabetes mellitus, der erst im Alter auftritt und auf eine Ermüdung der Bauchspeicheldrüse zurückzuführen ist. Hier wurde einfach zu viel, zu häufig und zu falsch gegessen. In der Anfangsphase ist dieser Diabetes noch umkehrbar. Ganz anders bei seinem Namensvetter. Wie die 1 schon vermuten lässt, tritt dieser Typ bereits im Kinder- oder Jugendalter auf – bleibt aber lebenslang. Häufig aktiviert nach einem viralen Infekt mit zum Beispiel Coxsackie-Viren – die eigentlich meist nur die harmlose Hand-Fuß-Mund-Krankheit oder grippeähnliche Beschwerden auslösen – oder Rötelviren, werden die Inselzellen der Bauchspeicheldrüse, die für den Zuckerstoffwechsel unverzichtbar sind, durch T-Zellen komplett zerstört. Das geht so lange, bis wirklich keine einzige dieser Zellen mehr im Körper vorhanden ist. Erst dann geben die T-Zellen Ruhe. In der Gewissheit, den Körper vor schlimmsten Schäden bewahrt zu haben.

Stattdessen aber beginnt die Erkrankung nun erst. Für den auf die Bauchspeicheldrüse angewiesenen Menschen hat das Fehlen der Inselzellen fatale Folgen. Nur sie können im Körper Insulin produzieren. Geht das nicht (mehr), muss der Diabetiker Insulin von außen zuführen, um den Blutzuckerspiegel auszubalancieren. Auch hier ist das Entstehen der Erkrankung ein Zusammenspiel von Pech und ungünstigen Genen. Personen mit bestimmten HLA-II-Genen (HLA2-, HLA-DR3- oder HLA-DR4-Molekül), haben ein etwa fünfmal höheres Risiko, an jugendlichem Diabetes zu erkranken. Ist eine Person sogar Träger beider HLA-Gene, potenziert sich das Risiko auf das mehr als 14-Fache.

Nichts Genaues weiß man nicht – Multiple Sklerose

Viele Erreger stehen auf der Verdächtigenliste, wenn es um die Multiple Sklerose geht: das Epstein-Barr-Virus, Chlamydien, Spirochäten und auch Umweltgifte, Rauchen oder gleich die Gesamtheit der Bakterien – das Mikrobiom – im Darm. Doch genau weiß man es nicht. Klar ist nur: Die T-Zellen sind bei einem Patienten mit dieser Erkrankung übermäßig aktiv. Nur gegen was? Wer ist der Erreger, der diese Immunantworten antreibt? Und sind sie wirklich ursächlich an Multipler Sklerose beteiligt oder nur ein Zufallsbefund? Es sind viele Fragen, bei denen man im Moment noch im Dunkeln tappt.

Normalerweise liegen unsere Nerven im Gehirn und im Körper wie dickere und dünnere Stromkabel herum. Gegen ihre Umwelt sind sie gut isoliert, das heißt umhüllt von einer bindegewebsartigen Struktur, der Myelinscheide. Würden die »Drähte« sich nämlich ohne Isolierung berühren, gäbe es sehr schnell ein kurzes Feuerwerk und einen langen Kurzschluss, der die gesamte Technik lahmlegt. Genauso ist es im Körper: Bei Multipler Sklerose werden die Myelinscheiden an einigen Stellen nach und nach zerstört und die Nerven liegen im Wortsinn blank. Es kommt zu zunehmenden Lähmungserscheinungen. Warum dies alles in Schüben verläuft und wie es zu stoppen ist, weiß man nicht.

Graves oder Basedow – Schilddrüsenerkrankungen

1835 beschrieb der Ire Robert Graves ein hervorstielendes Auge, den Exophthalmus. 1840 machte Karl Adolph von Basedow in Merseburg eine ähnliche Entdeckung. Im Englischen heißt die Erkrankung der Schilddrüse seitdem *Graves' disease*, im Deutschen Morbus Basedow.

Die Schilddrüse ist meist ein recht unauffälliges Organ. Der Magen grummelt, die Leber sticht, die Lunge rasselt, das Herz rast. Aber die Schilddrüse bleibt stumm. Ohne sie aber würde es im menschlichen Körper drunter und drüber gehen. Das nur pflaumengroße Organ beeinflusst über seine Hormone unbemerkt viele Bereiche des Körpers. Sie erhöhen die Herzfrequenz und den Blutdruck. Sie wirken auf den Zucker-, Fett- und Bindegewebsstoffwechsel, indem sie deren Umsatz steigern. Sie mehren die Aktivität von Schweiß- und Talgdrüsen der Haut und lassen den Darm arbeiten. Und das Nervensystem sendet schneller. Insgesamt wird durch die Wirkung der Schilddrüsenhormone der Grundumsatz des Organismus erhöht.

Schilddrüsenhormone regulieren aber auch das Wachstum des Neugeborenen und die Entwicklung von Zellen insbesondere im Gehirn. Ein sensibles System. Bei der Krankheit Morbus Basedow ist es aus dem Gleichgewicht geraten. Hierbei werden Autoantikörper gegen einen Schilddrüsenrezeptor gebildet. Dadurch pumpt die Schilddrüse mehr und mehr Hormone aus, die im gesamten Körper wirken. Es kommt zu Herzrasen, Schlaflosigkeit, Heißhunger, Schweißausbrüchen, Gewichtsverlust, häufigem Stuhlgang und Nervosität. Niemand würde an eine Autoimmunerkrankung denken, träten nicht auch die Augen hervor. Dadurch wird die Erkrankung eine Diagnose auf den ersten Blick!

Schlafzimmerblicke – Schwere Muskelschwäche

Wo wir schon bei Augen sind: Auch der Schlafzimmerblick kann durch eine Autoimmunerkrankung ausgelöst werden. Damit ist allerdings nicht jeder gemeint, der morgens schlaftrunken zur Kaffeemaschine watschelt und statt Wasser das Bier vom Vortag in den Wasserbehälter der Maschine füllt. Nur wenn dieser Blick – gekennzeichnet durch Augenlider, die stets kraftlos über dem Auge hängen und es teils verschließen – über Tage und Wochen anhält, sollte man überlegen, ob nicht eine Myasthenia gravis vorliegt. Bei dieser seltenen Autoimmunerkrankung werden Rezeptoren angegriffen, die die Reize der Nerven an den Muskel weitergeben. Wie wichtig eine Signalweitergabe ist, kennen wir von der Fernbedienung des Fernsehers. Bei Myasthenia gravis funktioniert die Fernbedienung im Körper nicht mehr richtig. Muskeln werden nicht genau angesteuert oder bleiben gleich hängen wie die Augenlider, die den Schlafzimmerblick bewirken.

Aus Mangel an Toleranz – Morbus Crohn

Auch in der Suezkrise 1956 spielte eine Autoimmunerkrankung eine Rolle. Während Ägypten, Israel, Frankreich und Großbritannien sich stritten, beobachtete der US-General Dwight Eisenhower das Geschehen vom Krankenbett aus. Auch sein geplantes Treffen mit dem indischen Premierminister Jawaharlal Nehru wurde verschoben, damit er sich auf seiner Farm erholen konnte. Teile seines Darms mussten entfernt werden, da er an einer chronischen Entzündung des Organs litt. Der Alkohol, den er gegen die Schmerzen trank, war eher kontraproduktiv bei seiner Erkrankung. Auch wenn sein Immunsystem nicht wirklich körpereigene Strukturen angriff, sondern nur die Fremden, die mit uns in einer Wohngemeinschaft leben – also Bakterien auf der Haut oder im Darm –, hatte das enormen Einfluss auf sein tägliches Leben.

Man nimmt an, dass es sich bei der Erkrankung Morbus Crohn um ganz natürliche, aber überschießende Immunantworten gegen unsere Darmbakterien handelt. Der Körper benötigt ein erhebliches Maß an Toleranz, um mit den unzähligen Bakterien im Darm klarzukommen. Er muss erkennen, dass es sinnlos und unklug ist, gegen sie vorzugehen. Wenn er es dennoch tut, wird nicht nur die Darmflora, sondern gleich die ganze Darmschleimhaut geschädigt. Der gesamte Darm wird so zum Schlachtfeld: Er rötet sich und ist entzündet. Eine sicher erfolgreiche Behandlungsform gibt es bisher nicht, aber Erfolg versprechende Studien, die beispielsweise mittels Stuhltransplantation versuchen, wieder ein gesundes Darmmilieu aufzubauen. Hierbei wird Stuhl von einer gesunden Person in den Darm eines an Morbus Crohn erkrankten Menschen verpflanzt.

Tumorerkrankungen

Mit Ende 20 liegt das Leben noch vor einem – meint man. Die Ausbildung abgeschlossen und sich im ersten Job bewährt. Gerade zusammen mit der Freundin die erste gemeinsame Wohnung bezogen. Mittelfristig denkt man vielleicht ans Heiraten, Kinderkriegen. Im Beruf erfolgreich sein und in ferner Zukunft etwas langsamer treten und mit dem wohlverdienten Geld ausgiebige Reisen unternehmen oder sich auch mal ein teures Essen im Restaurant gönnen. Doch dann kommt alles anders. Es fängt zum Beispiel mit harmlosen Schluckbeschwerden oder nicht nachlassenden Rückenschmerzen an. Und ist im schlimmsten Fall ein unverhofft entstandener Tumor. Krebs.

Es trifft eben nicht nur alte Menschen, auch wenn deren Zellen, die sich ja bereits weit häufiger geteilt haben, für Fehler im Replikationsprozess anfälliger, ihre Immunzelltürsteher eventuell schon etwas weniger aufmerksam und ihre Reparaturbrigaden nicht mehr ganz auf dem neuesten Stand sind. Dafür gibt es manchmal genetische Marker (zum Beispiel das BRCA1- oder BRCA2-Gen, die bei Brustkrebsentstehung zu finden sind), besonders anfällige Genabschnitte in den B-Zellen – dort, wo die somatischen Mutationen entstehen (beispielsweise im BCL6-Gen). Und es gibt ungünstige Außenbedingungen wie zum Beispiel eine Strahlentherapie in jungen Jahren, Rauchen oder eine ungesunde Ernährung.

Aus solchen entarteten Zellen kann – nicht »muss« – ein Tumor oder eine Krebsart entstehen. Das Immunsystem besitzt nämlich nur bis zu einem gewissen Grad die Fähigkeit, im Körper entstandene Tumorzellen aufzuspüren und sie erfolgreich zu beseitigen. Da diese Zellen selbst ein Interesse haben zu überleben, nutzen sie ihre Fähigkeit, sich weiter zu verändern und andere Ausweichstrategien zu entwickeln, wodurch das Immunsystem sie nicht erkennt. Ist das der Fall, kann sich die Tumorzelle ungehindert vermehren. Gefährlich ist daran unter Umständen die Vermehrung an sich – denn so werden Platz und Ressourcen verbraucht – oder auch die Dysfunktionalität dieser Zellen.

Möglicherweise fragen Sie sich, wie es sein kann, dass das Immunsystem überhaupt Krebszellen erkennt, obwohl diese aus körpereigenem Material entstanden sind. Das geht nur, weil entartete Zellen mitunter Strukturen bilden, die von der ursprünglichen Gestalt der Zelle abweichen. Es sind also kleine Veränderungen in der Oberflächenstruktur, die das Immunsystem bemerkt.

Manche Krebsarten werden auch durch Viren verursacht. Ein Beispiel ist das Epstein-Barr-Virus, von dem schon zuvor die Rede war. Teilt sich eine Körperzelle, die mit diesem Virus infiziert ist, dann mischt ein Virusprotein diesen Prozess auf. Dadurch werden die Chromosomen nicht mehr gleichmäßig auf beide Tochterzellen verteilt – eine gefährliche Sache. Die Nachkommen können entarten. Da das Epstein-Barr-Virus die Eigenschaft hat, sich rasch zu vermehren, sind immer mehr Zellen betroffen und werden so zu potenziellen Krebstreibern – sogar ohne dass die Immunarmee Virengene auf den Zellen ablesen kann.

Tumorzellen können dem Immunsystem außerdem durch die Lappen gehen, wenn sie Tarnstrategien anwenden. Manche umhüllen sich zum Beispiel mit den Faserstoffen Kollagen und Fibrin, um sich abzuschotten. Diese Barriere kann erst von einem großen Tumor zerstört werden – so mächtig, dass auch das nun alarmierte Immunsystem nicht mehr in der Lage ist, ihn zu beherrschen. Auch das Humane Papillomavirus (HPV) kann Krebs auslösen, so den Muttermundkrebs oder das Analkarzinom. Die gute Nachricht: Dagegen kann man mittlerweile impfen.

Andere Tumorzellen werfen einfach das HLA-Molekül von ihrer Oberfläche ab und reisen dann gleichsam ohne Pass und Ausweis durch den Körper. Die Immunpolizei bleibt ruhig, schließlich lässt sich so niemand als gefährlich deklarieren. Die natürlichen Killerzellen können hingegen immer noch aktiv werden, da es eine ihrer Aufgabe ist, darauf zu achten, dass sich jede Zelle ordnungsgemäß ausweisen kann. Was macht die gewiefte Tumorzelle? Sie bemüht sich um das Gleichgewicht: Ein paar HLA-Moleküle beruhigen die natürlichen Killerzellen, es sind aber so wenige, dass der Rest der Armee sich einmal schlaftrunken umdreht und dann weiterschlummert. Manch andere Tumorzellen sind mit einer Flasche Knock-out-Spray unterwegs. Sie setzen Botenstoffe wie Interleukin-10 frei, das die Immunzellen in eine Lethargie versetzt. Derart benommen, lassen sie die Krebszellen einfach machen – bis es zu spät ist.

Selten können Tumorzellen sogar die T-regulatorischen Zellen aktivieren. Die sind ja dafür zuständig, dem Immunsystem zuzusäuseln: »Alles nicht so schlimm.« Und so schwimmen derart clevere Tumorzellen in einem Milieu, in dem sich keine Killerzelle aufhält. Das gelingt ihnen mit verschiedenen trickreichen Mechanismen. Ein wichtiger ist die gezielte Einmischung an den Immun-Checkpoints. Im Kapitel *Immuntoleranz* haben Sie die Immun-Checkpoints und ihre Bediensteten bereits kennengelernt. Der Tumor schafft es, diese Checkpoints zu überrennen und ihnen mitzuteilen, es sei alles in bester Ordnung. Dazu unterstützt er die Bindung von PD-1, das der T-Zelle das Stillhalten empfiehlt.

Doch in der Onkologie, die sich mit der Untersuchung und Behandlung von Tumorerkrankungen beschäftigt, hat es in den letzten Jahren eine Revolution gegeben: Checkpoint-Inhibitoren. Das sind Moleküle, die Folgendes tun: Als Antikörper stellen sie sich am Checkpoint an. Dort wird eine Prüfung auf Ungefährlichkeit durchgeführt und bei Erfolg sozusagen ein Engel-Zertifikat übergeben. Während dieses Prozesses ist der Checkpoint besetzt. Andere Zellen, darunter Tumorzellen, die versuchen, die Mitarbeiter am Kontrollpunkt zu bequatschen und sie von ihrer Engelhaftigkeit zu überzeugen, müssen warten. Das tun sie aufgeregt in einer Umgebung, in der alle Nicht-Engel beispielsweise mit dem Protein PD-1 auf der Oberfläche durch Immunzellen angegriffen und dann eliminiert werden. Bei gestreuten Tumoren wie dem schwarzen Hautkrebs führt das zu erkennbaren Erfolgen. Bei anderen Tumoren wie dem kleinzelligen Lungenkrebs kann dadurch manchmal auf eine Chemotherapie verzichtet werden.

Nachdem also klar und durch den Nobelpreis betont wurde, dass so bestimmte Tumorerkrankungen behandelbar sind, wird nun intensiv an einer Verbesserung der Methode gearbeitet. Denn Checkpoint-Inhibitoren können selbst ziemlich heftige Nebenwirkungen haben. Schließlich wird ja die Freund-Feind-Erkennung beeinflusst und immer wieder kommt es vor, dass sich Killerzellen in der Behandlungsfolge auch auf ungefährliche, körpereigene Zellen stürzen, um sie zu vernichten. Und das muss verhindert werden.

Mit den Immun-Checkpoint-Inhibitoren ist aber das Waffenarsenal der modernen Immunologie noch nicht ausgeschöpft. Dazu später mehr, wenn es um Impfungen geht, denn – richtig gelesen – bei manchen Tumorerkrankungen muss man nicht auf den Ernstfall warten, sondern kann prophylaktisch tätig werden.

Vom Embryo bis zum Greis

Bei den Akteuren des adaptiven Immunsystems klang es ebenso an wie in dem Kapitel zur Immuntoleranz: Das Immunsystem ist nichts Statisches. Es ist ein lebenslang lernendes und dabei alterndes System. Die Kurve, die seine Aktivität beschreibt, ist am Lebensbeginn steil, bildet scheinbar ein Hochplateau – auf dem wir das langsame Sinken noch nicht bemerken – und sinkt im Alter deutlich ab.

Man lernt nie aus – Die Ausbildung des eigenen Immunsystems

Das Ungeborenen-Immunsystem ist vom Immunsystem der Mutter abhängig. Es fehlt die Erfahrung des erworbenen Immunsystems mit Erregern und hat keinen Schutz, den wir durch Impfung aufbauen. Zwar hat es ein angeborenes Immunsystem, das jedoch auch zum Zeitpunkt der Geburt nicht voll entwickelt ist. Daher ist die Bezeichnung angeborenes Immunsystem nicht ganz korrekt. Vor allem in der anti-

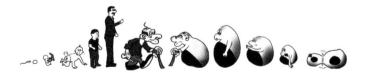

bakteriellen Funktion gibt es Einschränkungen. Dies mag daran liegen, dass der Embryo sein eigenes Immunsystem noch nicht ausgebildet hat und der Darm und die Haut im Mutterleib weitgehend unbesiedelt sind. So bleiben neutrophile Zellen weniger am Entzündungsort hängen und natürliche Killerzellen, Makrophagen und dendritische Zellen sind zwar vorhanden, aber noch nicht voll einsatzfähig.

Eine Mutter leiht daher dem Kind ihre Immunität und vermittelt einen Schutz. Zwar sind die Blutkreisläufe zwischen Mutter und Kind getrennt, jedoch passieren die einfach gebauten, für vorgefertigte Immunantworten zuständigen IgG-Antikörper – nicht aber die fünfteiligen Ninja-Sterne IgM, die eine Immunantwort auf eine aktuelle Infektion neu erstellen – von Beginn der zwölften Schwangerschaftswoche an bis in die letzten Wochen vor der Entbindung die Plazentaschranke und werden in das Kind übertragen. Es ist dadurch vor vielen Krankheiten, die die Mutter bereits einmal durchgemacht hat, geschützt – auch einige Zeit über die Geburt hinaus. Man spricht von Nestschutz, der durch das Stillen auch nach der Geburt noch vervollständigt werden kann, weil dann weitere Immununterstützung im Wortsinn zufließt. Vor allem in den ersten Lebenstagen befinden sich im sogenannten Kolostrum hohe Konzentrationen von abwehrunterstützenden Enzymen.

Im Verlauf etwa der ersten zwei bis vier Lebensmonate kommt es allerdings zum Abbau der mütterlichen Antikörper, abhängig vom Ausgangswert der Immunität. Das ist wichtig, damit das Kind sein eigenes Immunsystem ausbildet. Denn sonst würden ja die mütterlichen Antikörper dauerhaft jeden Erreger angreifen und damit eine individuelle Immunantwort des Kindes verhindern.

Das Kind ist im selben Maße, wie die mütterlichen Antikörper abnehmen, immer stärker auf die Eigenproduktion dieser Antikörper angewiesen, die durch Immunabwehr nach Impfung oder Infektion ausgelöst wird. Ein Beispiel: Die überwiegend beim Stillen übertragenen IgA-Antikörper, die sich vor allem in der Schleimhaut befinden, senken das Risiko für Magen-Darm-Infektionen, aber nicht für virale und einige bakterielle Infektionen. Daher wird empfohlen, schon in den ersten zwei Lebensmonaten mit dem Impfen zu beginnen. Zu diesem Zeitpunkt ist das Immunsystem des Säuglings in der Lage, selbst eine gute Immunantwort auszubilden. Das kindliche Immunsystem arbeitet auf Höchstleistung und der Thymus pumpt passgenaue, agile T-Zellen aus. Die Konzentration der mütterlichen Antikörper ist dabei schon so weit abgesunken, dass sie der Impfreaktion nicht in die Quere kommen.

Im weiteren Verlauf der Kindheit übt das Immunsystem, um sich gleichsam auf das ganze Leben vorzubereiten. Die Thymus-Schule geht weiter, die Immunzellen machen Bekanntschaft mit einer großen Anzahl unterschiedlichster Erreger. Auffällig ist, dass die Immunantworten von Kindern oft weniger drastisch sind als von Erwachsenen. Warum das so ist, weiß man noch nicht sicher, man vermutet aber eine andere Art der T-Zell-Antwort. Ein Beispiel sind viele Kinderkrankheiten. Sie sind in jungen Jahren womöglich unangenehm, jedoch ungefährlich. Deutlich wird das bei Windpocken, die Kindern zwar moderates Fieber und einen lästigen Juckreiz bescheren, bei Erwachsenen aber viel häufiger als bei Kindern zu teils bedrohlichen Folgeerkrankungen wie einer Kleinhirnentzündung führen können.

Doch das kindliche Immunsystem auf Touren hat auch unangenehme Begleiterscheinungen. Die steile Lernkurve geht mit einer großen Anfälligkeit für Infekte einher. Ständig begegnen dem kindlichen Immunsystem neue Herausforderer – vor allem trifft das für Kinder und Eltern jährlich spürbar auf viele Erkältungsviren zu, und die Erstbegegnung verläuft oft bemerkbar kämpferisch. Hinzu kommen bei Kindern noch fehlende Kreuzreaktionen. Damit ist gemeint, dass ein Körper, der beispielsweise ein bestimmtes Influenzavirus bereits gesehen hat, zukünftig in der Lage ist, auch auf andere, verwandte Influenzaviren schon einmal eine Immunantwort zu versuchen, während er noch am perfekten Antikörper für die neue Variante baut. Auf dem Schlachtfeld bleiben nicht nur tote Erreger liegen, sondern – bis es so weit ist und schließlich alles wieder aufgeräumt ist – merkt man Kindern oft die große Arbeit des Immunsystems an, die dort gerade geleistet wird.

Es gibt aber auch Erreger, die Kinder weniger infizieren als Erwachsene. Aktuell ist das Beispiel Coronainfektion in aller Munde. Dass Kinder von diesem Virus – mindestens bei der Ursprungsvariante – weniger betroffen sind, liegt vermutlich daran, dass ihre ACE2-Rezeptordichte im Rachenraum geringer ist als bei Erwachsenen. Das SARS-CoV-2-Virus braucht aber unter anderem diesen Rezeptor, um sich im menschlichen Körper ausbreiten zu können. Und wenn es das dann doch tut, greift bei Kindern oft wieder das schon erwähnte Prinzip der geringen Reaktion – sie bleiben häufig symptomlos. Trotz Infektion und obwohl sie ansteckend für andere sind.

In der Pubertät baut sich nicht nur das Gehirn von Kindern grundlegend um – und macht sie und ihre Eltern oft eine Zeit lang zu zwei unterschiedlichen Spezies auf verschiedenen Planeten –, sondern auch das Immunsystem wird nun langsam erwachsen. Die Thymus-Schule schließt nach und nach ihre Pforten, es gibt kaum noch einen Output von neuen Immunzellen. Gleichzeitig wird das nun schon umfassend geschulte Immunsystem von im überwiegenden Fall den immer gleichen Antigenen dauerhaft stimuliert. Es bildet sich so ein meist funktionierendes Gleichgewicht, durch das der Großteil der Menschen für eine lange Zeit des Lebens immunologisch stabil erscheint.

Fest im Leben – Ein stabiles Immunsystem

Als junge Erwachsene besitzen wir noch viele naive Zellen, also nicht aktivierte T-Zellen. Viele andere Zellen haben bereits einmal ihr Antigen gesehen und einige von ihnen sind als Gedächtniszellen zurückgeblieben, um uns bei einer neuerlichen Infektion zu helfen. Ein guter Zustand: Unser Immunsystem ist immer noch lernfähig, andererseits bekommt es nicht mehr bei jedem Erreger Schnappatmung, sondern sagt oft schon ganz gelassen: »Kenn ich, beseitige ich« – oder auch: »Kann ich in Frieden lassen, tut mir nichts.«

Während wir uns immunologisch aber noch ganz stabil wähnen, altert das Immunsystem beständig. Dieser Prozess bedeutet, dass die Immunzellen langsam ermüden. Außerdem bildet sich der Thymus zurück. Im mittleren Lebensalter – zwischen 40 und 50 – ist dieser Prozess abgeschlossen. Danach ist keine Reifung von neuen T-Zellen mehr möglich. Das Immunsystem ist von diesem Zeitpunkt an auf den Bestand der bis dahin gebildeten T-Zellen angewiesen.

Wenn man sich also ins Gedächtnis ruft, dass es anfangs viele naive und wenige aktivierte T-Zellen gibt, so dreht sich das Verhältnis jetzt um: Es dominieren die aktiven T-Zellen, gefolgt von den Gedächtniszellen. Naive T-Zellen sind dagegen kaum noch vorhanden, sie würden sowieso nicht mehr reifen.

Von nun an geht's bergab – Die Alterung des Immunsystems

Es ist schwierig, über das alternde Immunsystem zu schreiben. Dieser Prozess beginnt an Tag eins unseres Lebens. Was ich aber meine, ist das spürbar alternde Immunsystem. Wann das der Fall ist, ist individuell so verschieden, dass ich mich vor genauen Angaben am liebsten drücken möchte. Aber ich werde es mal mit Mittelwerten versuchen, die natürlich Ihre individuelle Gesundheit nicht berücksichtigen.

Die gute Nachricht ist: Sie haben entscheidenden Einfluss auf diesen Zeitpunkt – mal abgesehen von bestimmten Erkrankungen, die Sie nicht verhindern können. Aber eine immunsystemfreundliche Lebensweise dürfte auf jeden Fall hilfreich sein.

Ungefähr ab dem 60. Lebensjahr sinkt die Arbeitsleistung des Immunsystems wieder und damit die Abwehrkraft gegen Infektionen. Das liegt unter anderem daran, dass das Immunsystem dann nicht mehr in der Lage ist, gegen Erreger neue Antikörper zu produzieren. Stattdessen ist der Organismus verstärkt darauf angewiesen, auf Antikörper zurückzugreifen, die er vor Monaten, Jahren oder sogar Jahrzehnten gegen bestimmte Infektionen gebildet hat. Diese Antikörper sind vielleicht nicht mehr unbedingt die besten, aber besser als nichts.

Ein weiterer Hauptgrund für die geringere Immunabwehr ist die stetige Abnahme der Neubildung von Zellen im Rückenmark. Denn auch die inaktiven B-Zellen, die sich nicht im Abwehrkampf befinden, müssen sich zeitlebens regenerieren. Es wird angenommen, dass eine der Hauptursachen für die Abnahme dieser Zellen die Anzahl der Erreger ist, die ein Immunsystem zeit seines Lebens gesehen hat. Ständige Entzündungsprozesse reduzieren die Anzahl der naiven Zellen. Das Repertoire an Zellen, die in der Lage sind, auf die Antigene von neuen Erregern zu reagieren, nimmt daher dauerhaft ab.

Dazu kommt noch, dass das Immunsystem langsam etwas tatterig wird und gern mal was vergisst. Das Immungedächtnis nimmt daher beispielsweise nach einer Impfung schneller ab. Folglich sollten ältere Menschen regelmäßig ihr Antikörperlevel im Blut überprüfen lassen, beispielsweise gegen Tetanus. Kleine Verletzungen wie während der Gartenarbeit sind nicht selten und es wäre ungünstig, erst bei einem Wundstarrkrampf festzustellen, dass der Tetanusschutz schon nicht mehr gegeben war. Aus einem ganz ähnlichen Grund wird gerade älteren Menschen auch empfohlen, sich jährlich gegen die Grippe impfen zu lassen – um dem Immungedächtnis auf die Sprünge zu helfen bzw. es mit dem aktuellsten Stand des Erregers bekannt zu machen.

Unglücklicherweise hören Immunzellen auch nicht mehr so gut. Während früher die Immunzellkommunikation ein Gespräch war, das an Deutlichkeit meist nichts zu wünschen übrig ließ, gleicht die Kommunikation im Alter manchmal dem Rauschen in einem Hörgerät, wenn mal wieder alle durcheinanderquasseln. Und letztlich wandelt sich auch noch die Wirkdauer von erster – unspezifischer – und zweiter – spezifischer – Verteidigungslinie. Bei älteren Menschen werden viel mehr Zytokine, also Entzündungsstoffe produziert. Dieser Prozess heißt im Englischen eingängig *Inflammaging* von *inflame* (entzünden) und *age* (altern). Welche konkreten Auswirkung welcher Anstieg von Zytokinantworten hat, das weiß man allerdings noch nicht.

Insgesamt bezeichnet man den Vorgang des älter werdenden Immunsystems als Immunseneszenz. Bevor Ihnen jetzt aber angst und bange wird: Die Funktionalität des Immunsystems nimmt erstens nicht in jedem Bereich gleichermaßen ab und zweitens hat die gelassenere Haltung des Immunsystems auch bestimmte Vorteile. Auch wenn neue Erreger und entartete Körperzellen schlechter bekämpft werden können und manche Krankheiten hierdurch häufiger sind, nimmt die Anfälligkeit gegenüber Autoimmunerkrankungen ab. Das gilt nicht nur für die Gefahr, neu an solch einer Überreaktion des Immunsystems zu leiden, sondern auch Menschen, die schon Jahre mit bestimmten Autoimmunerkrankungen zu kämpfen haben, stellen vermutlich fest, dass die Beschwerden dann weniger ausgeprägt sind.

Die Alterung des Immunsystems ist, das haben Sie beim Lesen gemerkt, noch mit vielen Fragezeichen versehen. Medizinische Wissenschaft, die männliche und weibliche, aber auch jüngere und ältere Menschen jeweils spezifisch erfasst und berücksichtigt, ist ein neues Forschungsfeld. So wurde erst in den letzten Jahren klar, dass es mit dem statistischen Durchschnittsmann, der als Forschungsuniversalie gilt – 1,78 Meter groß, 82 Kilogramm schwer (übrigens in der medizinischen Forschung oft mit 70 Kilogramm angenommen, was für Deutschland nicht stimmt), Schuhgröße 44 – nicht getan ist. Um wirklich zu erkennen, was im Immunsystem vor sich geht, braucht es noch viele Studien, die sicher auch einiges über das Altern erkennen lassen werden.

Die Unterstützer

Tilmann war mittlerweile klar, warum ich ihm einfach empfohlen hatte, die Sache mit dem Schnupfen auszusitzen. Vermutlich brauchte es weder Impfung noch andere unterstützende Mittel, um die lästigen Erkältungserreger loszuwerden. Sollte sich die Angelegenheit aber noch länger hinziehen oder – was ich nicht glaubte – eine ernstere Erkrankung hinter den Symptomen stecken, dann gab es mittlerweile ein ganzes Arsenal an Hilfsmitteln, die Tilmanns Immunsystem unterstützen konnten. Als ich das Wort Antibiotika erwähnte, wurde auch der Rest der WG wieder wach, denn jeder hatte schon mal welche bekommen und alle hatten eine Meinung dazu: Während Lisa meinte, man solle der Natur einfach die Zeit geben, die sie brauche, bestand Sandra darauf, die Segnungen der modernen Pharmazie zu nutzen und sich in Nullkommanix wieder fit zu machen für den harten Unialltag.

Auch wenn unser Immunsystem ein Wunder ist und auf die meisten Herausforderungen eine Antwort hat, so können wir doch froh sein, dass es die moderne Medizin gibt. Sie hat uns neben altbewährten oder auch jüngst entwickelten »Hausmittelchen« zur Unterstützung des Immunsystems weitere wirksame Möglichkeiten bereitgestellt.

Antibiotika, Antimykotika, Antiparasitika und Virostatika – Gegenmittel

Eigentlich müsste ich dieses Kapitel mit »Antiinfektiva« überschreiben. Dieser Begriff würde umfassender und ehrlicher beschreiben, was gemeint ist. Stattdessen sprechen wir von Antimykotika gegen Pilze, Antiparasitika gegen Parasiten und Virostatika gegen Viren. Antibiotika gegen Bakterien – im Wortsinn: gegen das Leben gerichtete Mittel – komplettieren den Reigen.

Es ist leicht nachzuvollziehen, dass bei einer viralen Infektion ein Antibiotikum wenig ausrichten kann und dass ein Pilzmittel auch nicht gegen Bakterien wirksam ist. Selbst innerhalb der Erregerklasse ist nicht jedes Virostatikum gegen jedes Virus erfolgreich. Dafür sind die Erreger viel zu verschieden. Es gilt, einen passenden Deckel auf den Krankheitstopf zu finden, und dabei günstigenfalls nicht nur gegen die Symptome, sondern ursächlich gegen den Erreger vorzugehen. Das gelingt je nach Feind unterschiedlich gut.

An die Achillesferse – Virostatika

Bei vielen Viren lässt ein herbeigerufener Arzt die Sache vermutlich einfach auf sich beruhen und verschreibt höchstens symptombezogene Medikamente, zum Beispiel ein fiebersenkendes Mittel. Läuft also mal wieder die Nase und die dendritischen Zellen haben dem Körper signalisiert, die Körpertemperatur nach oben zu schrauben, bleibt einem meist nichts anderes übrig, als auf die üblichen Hausmittel zurückzugreifen. Das bedeutet nicht, dass der Arzt einem die Geheimwaffe gegen Erkältung vorenthält, sondern dass virale Erkrankungen eine besondere Herausforderung darstellen, gegen die man nur im Ernstfall harte Geschütze auffährt. Warum ist das so?

Viren haben keinen eigenen Stoffwechsel. Damit können

Medikamente das Virus nicht direkt angreifen. Virostatika setzen daher an der Achillesferse des Virus an: seiner Vermehrung. Für diese benutzt ein Virus eine Wirtszelle. Mittel gegen ein Virus haben verschiedene Optionen: Manche Virostatika verhindern, dass das Virus an die Wirtszelle andockt. Sie versuchen also, jene Rezeptoren zu besetzen, die notwendig sind, damit das Virus ihren Wirt »umpolen« kann. Andere Mittel sorgen dafür, dass das Virus seine Zell- und damit Vermehrungsinformation nicht ungestört in der Wirtszelle platziert.

Am umfangreichsten ist die Gruppe der Virostatika, die den Viruslebenszyklus in der Zelle unterbrechen. Das geht so: Das Virus bringt entweder eigene Enzyme bei der Infektion mit ein oder produziert diese aus seinen Nukleinsäuren. Sie sind wichtig, um die eigenen Nachkommen zu bilden. Da gibt es zum Beispiel Proteasen, die Proteine schnibbeln, Polymerasen, die das virale Genom ablesen, oder reverse Transkriptasen, die die RNA in DNA umwandeln. Weil diese Enzyme zum Teil spezifisch sind, greifen hier antivirale Medikamente gern an, sodass die Vermehrung des Virus nicht oder mindestens ungenügend stattfindet. Seit einigen Jahren wird zudem an Mitteln geforscht, die dafür sorgen sollen, dass aus den einzelnen Virusstückchen keine vollständigen Viren zusammengebaut werden. Und wieder andere Virostatika können die Wirtszelle daran hindern, die kleinen Virusabkömmlinge in den Körper hinauszukatapultieren. Stattdessen bleiben sie an den Rezeptoren der Wirtszelle festgekettet.

Insgesamt ist auffällig, dass hinter vielen dieser Mechanismen bezüglich Wirksamkeit, Verträglichkeit und möglichen Resistenzen noch viele Fragezeichen stehen. Gerade deshalb werden Virostatika noch immer nur bei schweren viralen Erkrankungen eingesetzt. Zu solchen gehören die HIV- oder Hepatitis-C-Infektion, an denen zahlreiche der heute verfügbaren Virostatika entwickelt und getestet wurden. Bei leichteren Virusinfekten hingegen setzt man auf die Fähigkeit des

Körpers, sich selbst zu helfen – und auf unterstützende Maßnahmen durch andere Mittel.

Postfrische Erkenntnisse – Antimykotika

Nach diesen Medikamenten wird in Apotheken oft etwas verschämt gefragt. Weder Fuß- noch Scheidenpilz sind Themen, die die meisten Menschen gern ansprechen möchten. Dabei betreffen sie viele: Etwa 10 Prozent der Menschen in Deutschland sollen Fußpilz haben, mindestens 75 Prozent aller Frauen haben mindestens einmal in ihrem Leben einen Vaginalpilz.

Eine wirksame Behandlung ist mittlerweile möglich: entweder mit einem Fungizid, einem pilztötenden Medikament, oder einem fungistatischen Mittel, das die Vermehrung der Pilze hemmt. Dabei gibt es Antimykotika, die gegen viele verschiedene Pilze hilfreich sind, und solche, die sich auf eine Pilzart spezialisiert haben.

In der weitgehend männlich geprägten Geschichte der Immunologie findet sich hier eine Ausnahme: Eines der wichtigsten Antimykotika wurde von zwei Frauen entwickelt – das Nystatin. Vermutlich haben Sie leider trotzdem noch nie von Rachel Fuller Brown gehört. Die Chemikerin verdankte ihre Ausbildung einer Freundin ihrer Großmutter, denn zu Beginn des 20. Jahrhundert interessierte sich kaum jemand für ein blitzgescheites Mädchen. Doch jene Freundin zahlte Rachel das Schulgeld, weil sie von Browns Leidenschaft für die Wissenschaft beeindruckt war. Das legte den Grundstein für ein Chemiestudium und eine Promotion. Die Welt der Immunologie behielt sie im Auge und bekam mit, dass zwar im Laufe der 1940er-Jahre immer mehr Menschen erfolgreich mit Antibiotika behandelt werden konnten, die Medikamente bedauerlicherweise aber auch jene »guten« Bakterien zerstörten, die im Körper Pilze bekämpften.

Als Angestellte im Gesundheitsministerium des Staates New York begann Fuller Brown 1948 eine fruchtbare Zusammenarbeit mit Elizabeth Lee Hazen, einer Mikrobiologin.

Alles begann mit Einmachgläsern und der US-Post. Sie füllten Bodenproben in die Gläser und schickten sie sich gegenseitig mit der Post zur Laboranalyse, um natürliche Mittel gegen Pilze zu finden, die für den Menschen nicht schädlich waren. 1950 hatten sie Erfolg: Sie entdeckten eine Substanz, der sie den Namen Nystatin – nach der Behörde, für die beide arbeiteten – gaben. Ein Patent meldeten Fuller Brown und Lee Hazen 1957 an und spendeten in den folgenden Jahren alle Patenteinnahmen an die gemeinnützige Research Corporation for Scientific Advancement (RCSA). So konnten nicht nur weitere Forschungen angestoßen, sondern gezielt auch Frauen in ihrer wissenschaftlichen Karriere unterstützt werden. Bis heute ist Nystatin ein wichtiges Grundlagenmedikament, das zur Behandlung potenziell tödlicher Pilzinfektionen beispielsweise im Zusammenhang mit Chemotherapie oder Aids eingesetzt wird.

Nimm das, Wurm – Antiparasitika

Wenn schon Pilzerkrankungen kein angenehmes Thema sind, so ruft die Vorstellung von Parasiten im Körper bei vielen Menschen noch deutlichere Ekelgefühle hervor. Würmer, Läuse und Flöhe sind kaum ein gesellschaftsfähiges Thema. Lediglich äußerlich angewendete Insektizide – Mittel gegen Mücken und anderes Stechzeug – gelten als unverfänglich. Bei Wurmkur denken die meisten Menschen doch eher an den Hund und weniger gern an das Kleinkind von nebenan. Dabei werden schätzungsweise etwa 50 Prozent von uns einmal im Leben – bevorzugt in Kindertagen – vom Madenwurm befallen und manchmal ist eine Behandlung notwendig, um den Kreislauf von Infektion und Reinfektion zu unterbrechen. Das gelingt vor allem mit dem Wirkstoff Piperazin, der eine überzeugende Karriere gemacht hat.

In der Welt der rasch wachsenden Pharmaunternehmen an der Wende zum 20. Jahrhundert war die Chemische Fabrik auf Actien (vormals E. Schering) ab 1871 ein wichtiger Anbieter. 1890 entwickelte man dort das Medikament Piperazin und pries es als Verjüngungsmittel an. Während es diese hochgesteckten Erwartungen nicht erfüllen konnte, stellte sich in den 1940er-Jahren heraus, dass es zur Behandlung von Gicht und gegen Madenwürmer wirksam ist. Zwar gibt es heute noch bessere Mittel, doch dass sich auch hartnäckige Endoparasiten, die die Lebensqualität erheblich mindern, gut behandeln lassen, war auch damals schon eine beruhigende Erkenntnis. Ob das nun dadurch gelingt, dass das Medikament die Enzyme im Kohlenhydratstoffwechsel des Wurmes hemmt, die Würmer lähmt, damit sie ausgeschieden werden, oder das unverzichtbare Stützgerüst im Darm der Würmer angreift, damit diese verhungern, ist für Patienten vollkommen egal. Der Wurm zieht dabei meistens den Kürzeren.

Hilfreiches Vergessen – Antibiotika

Deutlich einfacher als der Umgang mit Viren scheint die Sache mit den Antibiotika, also die Bekämpfung von Bakterien. Sie wirken allerdings sehr spezifisch. Was gegen Halsentzündung gut ist, hilft nicht gegen Borreliose, und was man gegen die Pest einsetzen könnte, richtet bei vielen Blutvergiftungen nichts aus. Insgesamt aber ist die Entwicklung von Antibiotika eine lange Erfolgsgeschichte (mit kleinen Rückschlägen).

Sie begann – je nachdem, wie weit man den Begriff fasst – schon vor Tausenden von Jahren. Bereits aus dem alten Ägypten und der Antike sind lokale Anwendungen von verschimmeltem Brot überliefert, auch John Parkinson schrieb 1640 in seinem Grundlagenwerk *Theatrum botanicum* darüber. Fast zur gleichen Zeit entdeckte Antoni van Leeuwenhoek die Bakterien, kleine Lebewesen, die er unter dem Mikroskop sah und als Animalcules bezeichnete. Er informierte einen bekannten Wissenschaftler der Royal Society, Robert Hooke, der die Erkenntnis bekannt machte.

Die Ausbreitung von Gonorrhoe und Syphilis ab dem Zeitalter der Entdeckungen trieb die Suche nach Behandlungsmöglichkeiten voran. Doch es dauerte noch eine ganze Weile bis zum Durchbruch: Erst im späten 19. Jahrhundert war es so weit. Erste Antibiotika auf der Basis einiger Schwermetalle wurden ausprobiert, ihre Nebenwirkungen waren aber oft schlimmer als die Krankheit selbst. Als Paul Ehrlich jedoch begann, sich für Färbungen zur besseren histologischen Untersuchung von Geweben zu interessieren, konnte nachgewiesen werden, was schon länger vermutet wurde: Arsen tötet Syphilisbakterien. Ehrlich entwickelte 1909 Salvarsan – das erste antibakterielle Mittel, obwohl es kein Antibiotikum im strengen Sinn des Wortes war.

Die Geschichte der Entdeckung der ersten wirklichen Antibiotika zählt zu den erstaunlichsten der ganzen Medizingeschichte. Wir wissen es bereits: Der Pionier war Alexander Fleming – jedenfalls nach öffentlicher Wahrnehmung. Doch hier wirkt das Prinzip: The winner takes it all. Denn Fleming war nicht der Einzige, der dazu beitrug, dass die bakterielle Lungenentzündung ebenso wie andere durch Bakterien verursachte Krankheiten ihren Schrecken verloren.

Aber an Selbstbewusstsein mangelte es Alexander Fleming nicht, als er den entscheidenden Moment beschrieb. Er vermeldete: »Als ich am 28. September 1928 kurz nach Sonnenaufgang aufwachte, hatte ich sicher nicht vor, die gesamte Medizin zu revolutionieren, indem ich das erste Antibiotikum der Welt entdeckte. Aber ich denke, genau das habe ich getan.« Was war passiert? Fleming war von einem Urlaub nach mehreren Wochen zurückgekehrt und hatte herausgefunden, dass einige seiner Bakterienkulturen – er hatte an Staphylokokken geforscht – durch den Schimmelpilz Penicillium notatum verunreinigt waren – Sie erinnern sich: die verschimmelte Agarplatte. Doch Verunreinigung war in diesem Fall der Schlüssel zum Erfolg, denn der Schimmelpilz hatte das Bakterienwachstum an den entsprechenden Stellen verhindert. Es dauerte einige Wochen, bis Fleming genug von

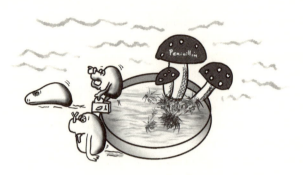

dem Schimmelpilzsaft gezüchtet und gereinigt hatte, um noch einmal unter Laborbedingungen zu testen, ob seine Beobachtung sich immer wiederholte. Dann war er sich sicher: Irgendetwas im Schimmel sorgte dafür, dass man die Bakterien damit bekämpfen konnte. Sein anfängliches Problem blieb auch das langwierigste – und eines, das er nicht allein lösen konnte.

Alexander Fleming musste, damit seine Entdeckung wirkliche Folgen für all die Kranken da draußen haben konnte, den Wirkstoff der Schimmelbrühe isolieren und in gereinigter Form vermehren. Das gelang durch Howard Florey, einen Professor für Pathologie, der ein großes Labor voller talentierter Wissenschaftler und gute Verbindungen zu einigen Geldquellen besaß. Florey hatte beim Durchblättern alter Ausgaben des *British Journal of Experimental Pathology* Flemings Artikel über Penicillium gefunden und beschloss 1938 zusammen mit seinem Kollegen Ernst Chain ein Extrakt aus Penicillium herzustellen und es am Menschen zu testen.

Doch das Problem blieb: Man vermutete, dass etwa 2000 Liter Ausgangsflüssigkeit benötigt würden, um genug reines Penicillin zur Behandlung eines einzigen Falls von Sepsis bei einem Menschen herzustellen. Diese Schwierigkeit kostete den ersten Patienten das Leben: Im September 1940 wurde Albert Alexander eingeliefert. Er hatte sich bei der Arbeit in seinem Rosengarten im Gesicht gekratzt. Die Wunde war mit

Streptokokken und Staphylokokken infiziert, die Entzündung breitete sich im Körper aus. Nach fünf Tagen mit Injektionen begann sich Alexander zu erholen – aber er starb, denn es gab nicht mehr genügend Penicillin. Erst ein weiteres Jahr später – die Briten waren zuvor in die USA geflogen, um über eine Methode der Massenproduktion zu verhandeln – wurden große Mengen des sogenannten Wundermittels produziert. Es rettete Millionen Menschen das Leben, und seine Entwickler wurden 1945 dementsprechend mit dem Nobelpreis für Medizin ausgezeichnet.

Damit war das Zeitalter der Antibiotika endgültig angebrochen, doch neue Schwierigkeiten warteten schon. Bereits Fleming warnte nämlich in seiner Dankesrede anlässlich der Nobelpreisverleihung davor, dass der übermäßige Gebrauch von Penicillin zu bakterieller Resistenz führen könnte. Und multiresistente Keime sind in der Tat eine gegenwärtige Geißel der Menschheit. Solche Resistenzen entstehen durch die genetische Veränderung des Bakteriums. Das funktioniert so: Viele Bakterien brauchen nur eine sehr kurze Zeit, um sich zu verdoppeln, manchmal nur ein paar Minuten. Wird das Antibiotikum zu niedrig dosiert, zu spät oder zu kurz eingesetzt, können sich einige wenige Bakterien trotzdem noch weiter vermehren. Während sie das tun, mutieren manche von ihnen, und wiederum einige dieser Veränderungen erweisen sich womöglich als vorteilhaft im Überlebenskampf gegen die Antibiotika – schon ist er da, der neue resistente Bakterienstamm, gegen den kein Kraut gewachsen ist.

Grundsätzlich unterscheidet man zwei Arten von Antibiotika: Es gibt bakteriostatische Medikamente, durch die die Bakterien an der Vermehrung gehindert werden. In diesem Fall tötet das Immunsystem die geringe Zahl der vorhandenen Erreger selbst. Und es existieren bakterizide Stoffe, die die Bakterien abtöten. Sie lösen beispielsweise ihre Zellwand auf, was das Bakterium nicht überlebt. Bakterien haben Zellwände, die sie davor schützen, in sich zusammenzufallen. Die sind ganz anders als die Abschlüsse (Zellmembranen) von menschlichen Zellen. Das Penicillin oder ein anderes Antibiotikum kann die Zellwandsynthese verhindern, ohne gleichzeitig den anders gebauten Zellmembranen der eigenen Zellen zu schaden. Bei dieser Arbeit gibt es Spezialisten – also Antibiotika, die gezielt gegen eine Art von Bakterien wirksam sind – und Generalisten. Letztere firmieren unter dem Namen Breitbandantibiotika – wegen des breit gefächerten Wirkungsspektrums, das es erlaubt, erst mal einen flächendeckenden Kugelhagel aufs Schlachtfeld gegen die bakteriellen Erreger zu senden, bevor Spezialwaffen zum Einsatz kommen.

Training für das Immunsystem – Impfungen

Schon vor 2500 Jahren haben die alten Chinesen das Prinzip der Impfung in abgewandelter Form angewandt. Die durch Viren verursachten schwarzen Pocken waren jahrtausendelang eine gefürchtete, da oft tödliche Geißel der Menschheit. Was zunächst mit Schüttelfrost und Fieber beginnt, wird bald von am ganzen Körper sichtbar werdende Eiterbläschen abgelöst, die aufplatzen, eine übel riechende Flüssigkeit absondern und dann verkrusten. Im Zuge dessen kommt es zu Lähmungen, Erblindung, Hirn- und Organschäden.

Kein Wunder, dass Medizinhistoriker immer wieder darüber nachdenken, ob mit der sechsten der sieben biblischen Plagen des Neuen Testaments nicht eine Pockenepidemie gemeint war. Sogar eine der bekanntesten ägyptischen Mumien – die Überreste des Pharaos Ramses V. – zeigt Hautmale, die Pockennarben entsprechen könnten. Häufig, so auch beim Pharao, verlief die Erkrankung tödlich. Aus genau diesem Grund wurden Pockentote ab und an auch als biologische Waffe bei Belagerungen eingesetzt. Die Angreifer warfen dann einen oder mehrere Pockentote über die Stadtmauern, um in Ruhe auf die Verbreitung der gefährlichen Virusinfektion zu warten – meist ein bis zwei Wochen –, bevor sie die so geschwächte Stadt einnahmen.

Variolation

Aber zurück zu den gewieften Chinesen. Sie erkannten – wie auch immer man sich diese Erkenntnis vorstellen muss –, dass man die Eiterpusteln von Pockentoten auskratzen, diesen Eiter trocknen und sich dann das Pulver wie Schnupftabak in die Nase blasen sollte, um immun gegen Pocken zu werden. Dieses Prinzip nannte sich Variolation. Es konnte nicht nur durch das Einatmen dieses Pustelinhalts, sondern auch durch die Injektion unter die Haut durchgeführt werden, wie 1742 schon der *Goldene Spiegel der Medizin* aus China seine gelehrten Leser wissen ließ. Durch dieses wie auch andere Bücher und mündliche Weitergabe wurde das Prinzip der Lebendimpfung mit abgeschwächten Erregern im 17. Jahrhundert in der Türkei und bald auch in Europa bekannt.

Dort interessierte es bald den jungen, gut situierten britischen Arzt Edward Jenner. Seine Geschichte ist ein weiteres Beispiel dafür, wie eine systematische Beschreibung einer medizinischen Neuerung den Fokus von all jenen abwendet, die das gleiche Prinzip womöglich bereits viel früher beschrieben

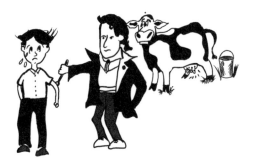

und erfolgreich angewendet haben, es aber unterließen, ihrem Fund im wissenschaftlichen Kontext nachzugehen.

So war Jenner nämlich bei Weitem nicht der Erste, der impfte oder das Prinzip der Impfung beobachtete und beschrieb. Die Frau des britischen Botschafters am osmanischen Hof, Mary Wortley Montagu, berichtete beispielsweise in Briefen an ihre Freundin in der Heimat von einer großen Impfkampagne des Sultans Ahmed III. Der wollte nicht mehr zusehen, wie Jahr für Jahr fast zehn Prozent der Kinder an den Pocken verstarben. Er entschied, den Berichten aus dem Fernen Osten Glauben zu schenken, und ließ Tausende Menschen absichtlich über Variolation infizieren. Lady Montagu zufolge starb niemand – was unwahrscheinlich ist. Aber als gesichert kann gelten, dass die Todesrate viel geringer ausfiel als bei den Ungeimpften. Selbst ihren Sohn Edward ließ sie impfen.

Doch mit diesem Mut war sie allein. Alle Versuche, der Impfung auch in England zum Durchbruch zu verhelfen, scheiterten am Widerstand der Ärzteschaft – und vielleicht auch am Unwillen der Royal Society, einer medizinisch nicht vorgebildeten, aber scharf beobachtenden Frau aus dem fernen Konstantinopel ernsthaft Gehör zu schenken. Da musste erst ein Edward Jenner mit passenden Verbindungen kommen und der Beobachtung, dass Milchmägde, die sich bei ihrer Arbeit häufig mit den vollkommen ungefährlichen Kuhpocken infizierten, meist vor den tödlichen schwarzen Pocken geschützt waren. Er stellte die Theorie auf, dass die harmlosen Kuhpocken vor den echten Pocken schützen würden. Um das zu testen, musste der achtjährige Sohn von Jenners Hausangestellter, James Phipps, für ein ethisch äußerst fragwürdiges Experiment herhalten. Kurzerhand infizierte Jenner den Jungen mit Kuhpocken, wartete sechs Wochen und infizierte ihn dann mit den echten Pocken. Ein kleines Glück für den unfreiwilligen Probanden, ein großes Glück für die Menschheit: Das Prinzip der Impfung war geboren.

Jenners Erkenntnisse wurden von der Wissenschaftscommunity allerdings erst einmal abgelehnt – aus gutem Grund. Er hatte seine Überlegung auf ein einziges Experiment gestützt. Vielleicht war alles nur ein Zufall? Jenner tat das Naheliegende, ethisch noch immer mehr als Problematische: Er führte das Experiment an vielen weiteren Kindern durch, darunter an seinem elf Monate alten Sohn Robert. Heute wäre Jenner dafür wohl ins Gefängnis gekommen, damals wurde er gefeiert.

Das Prinzip der Impfung ist bis heute nicht anders. Man trainiert das Immunsystem, den krank machenden Erreger zu erkennen und zu eliminieren. Das funktioniert im Grunde wie bei jedem Lernprozess: Schließlich kann niemand von Geburt an Fußball spielen, sondern braucht einen guten Lehrer, der erst einmal erklärt, wie das Spiel funktioniert: Man soll mit dem Fuß auf das gegnerische Tor schießen, Handspiel ist nicht erlaubt. Elfmeter, Einwurf und Abseits werden auch noch beschrieben, obwohl das sowieso keiner versteht.

Das muss natürlich alles geübt werden. Mal liegt der Schwerpunkt auf dem Dribbeln, mal auf dem Passen, Schießen und vor allem auf dem Zielen. Es muss auch das Zusammenspiel der einzelnen Spieler geübt werden, sonst funktioniert kein Team als Team. Erst die gut trainierte Truppe lässt der Coach auf den Gegner los. Kann man einmal Fußball spielen, wird man die Regeln nicht mehr vergessen. Vielleicht sogar zeitlebens. Das ist das Prinzip der aktiven Impfung. Die passive Immunisierung kann man davon abgrenzen, sie ist nur wichtig, wenn man tatsächlich gerade erkrankt ist. Dann ist es bei manchen Krankheiten möglich, Antikörper zu spritzen, die rasche Wirkung versprechen, aber deren Wirkdauer auf einige Wochen oder Monate begrenzt ist. Dieses Prinzip wird weiter unten im Kapitel *Ein rätselhafter Stoff* erklärt.

Geschwächt oder mausetot –
Lebend- und Totimpfstoffe

Das Rezept ist ganz einfach. Man nimmt einen Erreger und schwächt ihn oder tötet ihn ab. Ersteres führt zu einer deutlicheren Immunreaktion und einer längeren Immunisierung, ist aber etwas gefährlicher. Es kommt bei manchen Menschen zu einer Impfkrankheit, denn der Erreger ist ja grundsätzlich noch in der Lage die Krankheit auszulösen. Letzteres bedeutet meistens eine kürzere Immunisierung, der mausetote Erreger ist aber ganz sicher nicht vermehrungsfähig.

Den toten Erreger benutzt man im Ganzen oder verwendet nur einen Bestandteil, der im Reagenzglas gezeigt hat, dass das Immunsystem vortrefflich darauf reagiert. Nach vielen Studien und Tierversuchen wird dieser Teil dann im Menschen auf Sicherheit geprüft. Das geschieht in mehreren Phasen, in denen erst eine kleine Gruppe gesunder Menschen getestet wird, um die Verträglichkeit des Impfstoffs zu gewährleisten. Danach werden größere Gruppen von gesunden Menschen darauf getestet, wie viele Dosen des Impfstoffes es für eine perfekte Immunantwort braucht und wie viel man jeweils vom Impfstoff nehmen muss. Erst in der dritten Phase kann man von einer Massentestung sprechen, denn hier werden – je nach Häufigkeit der Erkrankung – bis zu 10 000 Personen mit einem hohen Ansteckungsrisiko geimpft, um die Schutzwirkung zu erproben.

Oft schafft der Totimpfstoff selbst keine ausreichende Immunantwort. Gelangweilt lehnen sich die Immunzellen zurück und denken gar nicht daran, eine intensive Immunantwort vorzubereiten. Deshalb braucht es neben den Bestandteilen des Erregers noch ein Gefahrensignal. Man nennt diesen Vorgang auch: einen Impfstoff adjuvieren. Das kann geschehen, indem dem Impfstoff entweder ein Mustererkennungsmerkmal beigegeben wird, das die Toll-like-Rezeptoren triggert, oder Aluminiumhydroxid oder Aluminiumphosphat.

Sobald der Impfstoff im Muskel ist, geht genau die gleiche Immunreaktion los, wie bei der natürlichen Immunantwort bereits beschrieben.

Der Mensch ist nach der Impfung meistens ein paar Jahre, bei einigen Impfstoffen sogar für sein ganzes Leben geschützt. Daher werden gerade Kinder in den ersten Lebensjahren mit vielen dieser Impfstoffe versehen. Immer wieder fragen besorgte Eltern: Wird das kindliche Immunsystem nicht damit überfordert? Nein. Während das Fußballteam trainiert, können gleichzeitig auch die Handballmannschaft, die Hockeyklasse und die Synchronschwimmer aktiv sein. Sie stören sich ja nicht gegenseitig und sind auch nicht übermüdet. Jedes Team arbeitet für sich, so hart, wie es eben muss, um Champion zu werden. Genauso ist es bei der Impfung. Wenn die eine B-Zellgruppe expandiert und lernt, ist die andere nicht davon betroffen.

Wenn das Überzeugen doch so einfach wäre. Klingt ganz logisch, ist es auch. Aber die Wahrheit ist auch: Impfungen haben – zumeist ungefährliche – Nebenwirkungen, und Impfgegnern sind teils auch unethische Methoden recht, um Impfungen zu diskreditieren. Ein tragisches Beispiel ist der ehemalige Arzt Andrew Wakefield, der 1998 behauptete, dass der Kombinationsimpfstoff gegen die drei Viren, die Mumps, Masern und Röteln auslösen, für Autismus verantwortlich sei. Er gab vor allem dem die Immunantwort verbessernden Aluminium die Schuld. Zwar nimmt man beim Grillen eines Fischs in Alufolie oder beim Ablecken eines Joghurtdeckels mehr Aluminium auf als durch die Impfung, das war aber nebensächlich. Es sollte um Autismus gehen. Eine Horrorvorstellung für Eltern. Das war jedoch alles gelogen, Wakefields Ergebnisse konnten nicht reproduziert werden. Hunderte Studien haben gezeigt, dass diese Behauptung nicht stimmt. Stattdessen stellte sich heraus, dass der Arzt Gelder von Eltern autistischer Kinder erhalten hatte – eine Auftragsstudie, in der es nicht um die Wahrheit, sondern um Lobbyismus und

Schadensersatz ging. Der Arzt wurde verklagt und verlor seine Approbation. Es nützte nichts. Das Unheil war angerichtet. Die Impfquote fiel rasant, und mit einem Mal brachen weltweit wieder die Masern aus. Die Kinderkrankheit, die vorher fast ausgerottet gewesen zu sein schien, forderte nun wieder vermehrt Opfer.

Ein Sinken der Impfquote hat immer auch zur Folge, dass die Herdenimmunität verloren geht. Damit ist ein Phänomen gemeint, das auftritt, wenn ausreichend Personen gegen eine bestimmte Erkrankung geimpft sind. Dann nämlich tut sich der Erreger schwer, ein neues Opfer zu finden. Das ist wie bei einer Brandschneise. Stellen Sie sich vor, ein Wald brennt. Munter springen die Flammen von Baum zu Baum. Hat die Feuerwehr genug Zeit, so wird sie nicht nur versuchen, mit Wasser zu löschen, sondern auch, eine Brandschneise zu schaffen. Das gelingt, indem von einem Streifen Land, den das Feuer in seiner Breite nicht ohne Weiteres überwinden kann, alle Bäume (und anderen brennbaren Materialien) entfernt werden. So kommt das Feuer nicht weiter. Bei einer Herdenimmunität durch Impfung (wie übrigens auch durch Durchseuchung) sind wir die Bäume. Wir müssen aber nicht gleich abgeholzt werden, es reicht völlig, wenn wir geimpft sind. Dann sind wir für das Virus eine nicht zu überwindende Barriere – und schützen die wenigen, oft sehr gefährdeten Menschen, die aus bestimmten Gründen nicht geimpft werden können. Hier ist jeder von uns einer der drei Musketiere Athos, Porthos und Aramis, die zusammen mit D'Artagnan einander immer wieder versichern: »Einer für alle – alle für einen!«

Um diese Herdenimmunität wiederzugewinnen, hat sich Deutschland hinsichtlich der Masern für die Einführung einer Quasi-Impfpflicht entschieden. Kinder, die aufgrund der Entscheidung ihrer Eltern unsolidarisch nicht gegen Masern geimpft sind, dürfen keine Kinderbetreuungseinrichtung besuchen. Das ist verständlich, wenn man bedenkt, dass es von der Infektiosität des Erregers (Masern: hoch) abhängt, wann der Gemeinschaftsschutz überhaupt greift.

Ein großer Schritt für die Menschheit – mRNA-Impfstoffe

Vor etwa 30 Jahren kamen Wissenschaftler auf eine grandiose Idee. Sie dachten sich, dass es ausreichen müsste, statt eines ganzen Virus oder eines Teils von ihm nur jenen Bestandteil der Messenger-RNA, also des Erbguts eines Virus, zu nehmen, der dafür zuständig war, jenes Protein zu bilden, mit dem der fiese Erreger die Körperzellen überzeugt, ihm Einlass zu gewähren. Diese mRNA, so dachten sie, könnte man im Labor nachbauen und in den Körper geben, auf dass dieser anfangen würde, Antikörper gegen das von der mRNA gebildete Protein zu bilden. Wenn dann später der tatsächliche Erreger mit seinem Protein auftauchen würde, wüssten die Immunzellen bereits, was zu tun sei.

Das klang ganz einfach, und das Prinzip der mRNA-Impfstoffe – das in der Coronapandemie das erste Mal geglückt ist – ist auch genau das Beschriebene. Allein: Es dauerte Jahre, alle Hürden auf dem Weg zum Impfstoff zu nehmen. Erstens mussten die Wissenschaftler lernen, wie man die mRNA so verändert, dass sie keine heftigen Immunantworten hervorruft, denn die Menschen sollten von dem Impfstoff ja nicht krank werden. Zweitens mussten sie verstehen, wie man Zellen des Immunsystems dazu bringt, die mRNA aufzunehmen, ohne dass sie gleich zerstört werden. Und drittens schafften sie es, die mRNA in mikroskopisch kleine Kapseln einzuschließen, um sie im Blut zu schützen, während sie auf dem Weg zu den Immunzellen waren. In dieser Entwicklungsphase stellte sich heraus, dass mRNA-Impfstoffe im Vergleich zu herkömmlichen Impfstoffen eine stärkere Art von Immunität erzeugen können: Sie regen das Immunsystem an, Antikörper und Killerzellen zu bilden.

Gerade als einige Forschungseinrichtungen an der Schwelle

zur Funktions- und damit Marktfähigkeit standen, kam Corona – ein Glücksfall für die mRNA-Impfstoffforschung, die jetzt wiederum ein Glücksfall für uns alle ist. Innerhalb weniger Wochen nach Beginn der Pandemie hatten chinesische Wissenschaftler den genetischen Code von SARS-CoV-2 entschlüsselt. Die mRNA-Impfstoffforscher in Deutschland und den USA konnten dann anfangen, den passenden Impfstoff herzustellen und ihn erst an Tieren und dann auch an Menschen zu testen. Alle Testphasen wurden in wenigen Monaten durchlaufen, und so stand schon knapp ein Jahr später ein Impfstoff zur Verfügung. Eine unglaubliche Leistung, die auch für andere Krankheiten Hoffnung macht. Vielleicht wird es ja bald möglich sein, mRNA-Impfstoffe gegen andere Krankheitserreger wie Hepatitis C, HIV oder Influenza zu entwickeln.

Lastenträger – Vektorimpfstoffe

Vektorbasierte Impfstoffe bestehen aus für den Menschen ungefährlichen, abgeschwächten oder toten Viren – zum Beispiel einem für Schimpansen krank machenden, für den Menschen aber bedeutungslosen Erkältungsvirus oder einem toten menschlichen Erkältungsvirus (Adenovirus) im Falle der Vektorimpfstoffe gegen Corona – sowie zusätzlichen genetischen Informationen, also Bauplänen des Antigens. In den Körperzellen wird diese Information ausgelesen und das Antigen in größerer Menge hergestellt. Wenn es freigelassen wird, werden Antikörper gebildet, die beim Eintreffen des »echten« Erregers aktiv werden. Das Vektorvirus funktioniert wie ein Shuttlesystem, das die genetische Information über die Virusbestandteile einbringt. Wie bei fast allen Impfstoffen verhindern die Vektorimpfstoffe nicht immer die Infektion mit einem Virus ganz, aber sie haben bewiesen, dass sie die Symptome so stark mildern, dass die entsprechende Krankheit nicht mehr (lebens)gefährlich ist. Auch diese Impfstoffart hat durch die Coronapandemie einen Schub erhalten. Aber sie ist nicht neu. Es gibt bereits einen zugelassenen viralen Vektorimpfstoff gegen Ebola, und gegen HIV und Zika werden derzeit welche entwickelt und befinden sich in unterschiedlichen Testphasen.

Zukunftsmusik – Impfen gegen Krebs?!

Wenn man Menschen nach einer Definition von Krebserkrankungen fragt, so werden die meisten antworten, dass es sich um eine Krankheit, verursacht durch entartete Zellen, handelt. So weit, so richtig. Doch es ist nur ein Teil der Wahrheit, genau genommen betrifft er etwa 83 Prozent. Denn es ist bisher bekannt, dass circa 17 Prozent der Krebserkrankungen durch Viren verursacht werden. Und es kann sein, dass es noch weitere Krebserkrankungen gibt, die durch bisher nicht entdeckte virale Infektionen ausgelöst werden. Ein populäres Beispiel sind die Humanen Papillomaviren, die Gebärmutterhalskrebs verursachen können. Und obwohl das so klingt, als könnten allein Frauen erkranken: Nein, auch Männer können aufgrund einer HPV-Infektion Krebs entwickeln.

Die Viren können durch Haut-zu-Haut-Kontakt übertragen werden, beispielsweise beim Sex. Das Trügerische ist: Eine Infektion mit dem Virus kann unbemerkt bleiben oder das Virus bleibt jahrelang inaktiv. Aber eine langfristige Infektion kann zur Krebserkrankung führen. Für Frauen ist Gebärmutterhalskrebs die zweithäufigste Krebserkrankung und die dritthäufigste Ursache für einen Krebstod. Eine Impfung, wie sie in Deutschland von der Ständigen Impfkommission für alle Kinder ab neun Jahren empfohlen wird, ist daher die einfachste Möglichkeit, dieser Krebsart effektiv vorzubeugen.

Zugabe bitte! – Immuntherapien

Große Fortschritte werden aktuell im noch jungen Feld der Immuntherapie gemacht. Von der Wortbedeutung her handelt es sich dabei um alle Arten von Behandlungen des Immunsystems, im engeren Sinne ist aber eine Gabe von künstlich hergestellten Substanzen gemeint, deren natürliche Form zum Immunsystem gehört – also das Verabreichen von Zytokinen, von Antikörpern, Immunzellen (vor allem T-Zellen) oder Immunmodulatoren.

Ein Dinosaurier in den Behandlungen – Zytokingabe

Schon bei der Signalkette im Kapitel *Völker, hört die Signale* spielten Zytokine eine entscheidende Rolle. Ich habe Ihnen Chemokine, Interferone und Interleukine vorgestellt. Sie werden normalerweise genau dann ausgeschüttet, wenn die angeborene Immunantwort Alarm schlägt. Bei bestimmten Erkrankungen – beispielsweise bei bestimmten Krebsarten – aber ist dieser ausgeklügelte Mechanismus gestört oder eine zusätzliche Zytokingabe scheint angezeigt. So ist es beispielsweise möglich, dem Körper zusätzlich Interferone zuzuführen.

Einer der Dinosaurier in der Geschichte der Zytokingaben ist der Wirkstoff Interferon alpha-2a. Seine Tage sind zwar gezählt, weil es mittlerweile wirksamere Medikamente gibt, aber ich denke, wir sollten ihm ein Denkmal setzen, gerade weil er sich in der Coronapandemie noch einmal aufgebäumt hat. Interferon alpha-2 mit den beiden Typen a und b wird von Zellen, die mit einem Virus infiziert sind, ausgestoßen, um andere Zellen auf sie aufmerksam zu machen. Die anderen Zellen wiederum reagieren dadurch, dass sie ihre antiviralen Programme hochregulieren und sich ein Virus dadurch nur schwer in neue Zellen einnisten kann. Auch die Immunzellen werden aktiviert. Ja, im ganzen Körper wird der Schalter auf Alarm umgestellt, sodass sich Viren nur schwer ausbreiten können. Diese Erkenntnis ist schon mehr als ein halbes Jahrhundert alt. In den 1950er-Jahren kamen Forscher weltweit den Interferonen auf die Spur. Später stellte sich heraus, dass auch bei bestimmten Krebsarten eine Behandlung mit Interferon alpha-2a Erfolg versprechend ist. Allerdings gab es auch unerwünschte Nebenwirkungen wie grippeähnliche Symptome, Depressionen und Blutarmut. Während große Arzneimittelhersteller das Präparat deshalb in den letzten Jahren nicht mehr produzierten, erhofften sich manche – beispielsweise kubanische Mediziner – Bahnbrechendes von diesem »Wundermittel« im Kampf gegen COVID-19. Ehrlicherweise muss man aber sagen, dass der kurzzeitige Erfolg in Studien nicht belegt werden konnte und wohl eher auf dem Prinzip beruhte: bevor gar keine nachgewiesen nützliche Behandlung verfügbar ist, lieber eine, die womöglich Gutes tut. Und seine antivirale Wirkung hatte Interferon alpha-2a bereits jahrzehntelang bewiesen. Doch rasch holte das Schicksal das Mittel auch hier ein: Bald schon standen effektivere Methoden zur Verfügung, um COVID-19 zu bekämpfen.

Ein rätselhafter Stoff – Antikörpertherapien

Wäre es als Immuntherapie nicht am besten, gleich die nötigen, perfekt passenden Antikörper für den Körper schädigende Antigene herzustellen? Was einfach klingt, hält verschiedene Herausforderungen bereit. Aber die Idee gibt es schon seit fast 150 Jahren, genau genommen seit den bahnbrechenden Forschungen von Emil von Behring. Der stellte sich im Zuge der Forschungen zur Desinfektion vor, dass man doch eine solche Befreiung von Keimen nicht nur äußerlich, sondern auch innerlich hinbekommen müsste. Aber keine einzige der Substanzen, die er an Versuchstieren testete, führte zum Erfolg. Die Bakterien taten, was sie wollten.

Jedenfalls bis 1889, als von Behring nach Berlin ans Hygienische Institut berufen wurde. Dort forschte zusammen mit Robert Koch, einem der berühmtesten Mikrobiologen der

Zeit, der Japaner Kitasato Shibasaburō. Gemeinsam hatten sie entdeckt, dass sich mit dem Blut von Tieren, die eine bestimmte Infektion überstanden hatten, noch nicht erkrankte Tiere immunisieren ließen. Den rätselhaften Stoff, der das bewirkte, nannte Koch Antitoxin – heute Antikörper –, von dem wir schon bei der Serumentwicklung gegen Schlangenbisse gehört haben. Von Behring legte mit systematischen Studien los. Das Wichtigste war: Er brauchte zunächst einmal geeignete Versuchstiere, die genug von dem geheimnisvollen Antitoxin produzierten. Kein Wunder, dass er einen üppigen Versuchstierstall sein Eigen nannte, dessen Glanzstück einige Serumpferde waren. Die wichtigsten hatten sogar Namen, sodass wir heute wissen, wem wir einen Durchbruch in der Immunisierung verdanken: Clara, Lotte, Paul und Emil. Mit ihrer Hilfe gewannen von Behring und seine Mitarbeiter genügend Antikörper, um bald unter der Leitung von Paul Ehrlich auch den nächsten wichtigen Punkt zu klären: Wie viel Antikörperserum brauchte man zur Immunisierung? Und: Wann sollte es verabreicht werden? All diese Fragen klärten sich, sodass von Behring schon 1894 nicht nur das Antitoxin gegen eine der gefürchtetsten Kinderkrankheiten – die Diphtherie – vorstellen, sondern auch einen lukrativen Pharmavertrag für seine großflächige Produktion abschließen konnte. Emil von Behring und Paul Ehrlich hatten den ersten Massenimpfstoff geschaffen und damit den Weg für ein neues Jahrhundert geebnet, das erstmals im Zeichen wirksamen Schutzes gegen eine Vielzahl von Erkrankungen stand.

Seitdem sind viele Jahrzehnte vergangen, in denen die Antikörpertherapie unglaubliche Fortschritte gemacht hat. Impfungen sind in vielen Bereichen selbstverständlich und ein eigener Bereich geworden. Was man heute unter Antikörpertherapie versteht, betrifft vor allem den Bereich der Krebsforschung und -behandlung. Dabei gibt es jedes Jahr beeindruckende neue Entwicklungen, aber auch entscheidende Probleme, die nach wie vor virulent sind.

Problem Nummer eins: Es gibt Tausende verschiedener Antikörper, die wir zwar klassifizieren können, die aber trotzdem in jedem Menschen individuell ein wenig unterschiedlich sind. Vieles in der Antikörpertherapie ist personalisierte Medizin mit allen Herausforderungen.

Problem Nummer zwei: Antikörper werden nicht gänzlich synthetisch hergestellt, sondern im Labor werden produktionsfreudige, passende B-Zellen dazu gebracht, diese Antikörper herzustellen. Diese werden anschließend, da sie frei flottieren, aus der Immunzellsuppe gefischt, gereinigt und können erst dann therapeutisch eingesetzt werden.

Problem Nummer drei: Bestimmte Erreger, aber auch entartete Körperzellen tarnen sich, damit Antikörper nur schwer gegen sie vorgehen können.

Doch Probleme hin oder her: Die Antikörpertherapie ist derzeit *das* Ding, weil die Idee universell ist. Ob gegen Allergien, Alzheimer oder virale Erkrankungen – ein gezielter Antikörpereinsatz verspricht potenziell durchschlagende Erfolge. Dazu hat auch die Coronapandemie entscheidend beigetragen. Neben den mittlerweile verfügbaren Impfungen sind besonders monoklonale Antikörper im Gespräch, wenn es um eine effektive Behandlung der Viruserkrankung geht. Ob medial besonders herausragend inszeniert oder tatsächlich einem Wunder ähnlich, wirkte ein solcher Antikörper beispielsweise beim damaligen amerikanischen Präsidenten Donald Trump. Das ihm während seiner Erkrankung verabreichte Präparat zeigte nicht nur eine überzeugende Wirkung, sondern legte auch ein weiteres Problem der Antikörpertherapie offen: Sie ist teuer. Vor einigen Monaten erst hat die Bundesregierung 200 000 Dosen des Medikaments für 400 Millionen Euro erworben. 2000 Euro kostet also eine Gabe, die pro Patient für etwa zehn Tage benötigt wird. Im Akutfall – jedoch nur in der Anfangsphase, bevor sich die Infektion zu weit im Körper verbreitet hat – mag das ein Weg sein, doch die nächste Herausforderung wartet bereits: Das

Medikament ist erregerspezifisch. Mutationen sind damit also nicht behandelbar.

Letztlich sind auch die schon erwähnten Immuncheckpoint-Inhibitoren eine Form der Antikörpertherapie. Nur wirken sie nicht gegen die Eindringlinge oder entartete Körperzellen, sondern besetzen einen Checkpoint, der sonst die energische Antwort der T-Zellen gemindert hätte.

Serienkiller frei Haus – T-Zell-Gabe

Eine weitere Idee in der Immuntherapie lautet, T-Zellen direkt zu verabreichen. Diese Serienkiller des Immunsystems sind dafür da, mit identifizierten Eindringlingen kurzen Prozess zu machen. Was läge näher, als diese Zellen, die keine neugierigen Nachfragen stellen, auf den Krankheitsherd loszulassen?

Die Idee ist nicht neu und hat sich immer weiter entwickelt: Früher wurden T-Zellen aus dem Körper eines Krebspatienten entnommen, die spezifisch gegen den entsprechenden Tumor wirkten. Sie wurden gereinigt, vermehrt und zurückinfundiert. Heute fängt man genauso an, platziert aber auf der Oberfläche der gewonnenen Immunzellen zusätzlich einen künstlich verbesserten, ideal auf diesen Menschen angepassten T-Zell-Rezeptor, was mit einem zum Beispiel über Vektoren eingefügten zusätzlichen Genabschnitt grundsätzlich kein Problem, aber immer noch aufwendig ist. Weiter geht es, wie schon bekannt: Vermehrung und Infusion. Der entscheidende Unterschied ist: Nun hat man ein lebendes Medikament entwickelt, das sich im Körper munter fortpflanzt und viel mehr T-Zellen anzieht als sein natürliches Pendant.

Zudem denkt man gegenwärtig noch einen Schritt weiter. Dabei werden nicht mehr T-Zellen an sich adressiert, sondern dendritische Zellen. Sie sind ja für die Aktivierung von T-Zellen zuständig und deswegen ideale Kandidaten für eine prophylaktische Behandlung. Anstatt also fertige T-Zellen aus dem Körper zu entnehmen, werden nun Monozyten (also Vorläuferzellen des Immunsystems) und dendritische Zellen aus dem Blut gefischt und ordentlich vermehrt. Danach werden sie mit Antigenen beladen, eine effektive Angelegenheit. Schließlich haben dendritische Zellen lange Arme mit ordentlich viel Präsentationsfläche für Antigene.

Was zunächst einmal widersinnig erscheint, es aber nicht ist. Die Antigene werden nämlich in der genau richtigen Menge mit Absicht in den Körper verfrachtet. Die dendritischen Zellen präsentieren dem Körper also exakt so viel Material in derart optimaler Art und Weise, dass die T-Zellen genau das richtige Maß an Arbeit haben, um die Antikörperproduktion anzukurbeln. Ob sich diese Idee durchsetzt, bleibt abzuwarten, die Studien sind noch zu jung, um abschließend über Erfolg und Misserfolg zu entscheiden.

Sprunginnovation – Checkpoint-Inhibitoren

Das Prinzip der Immunmodulation haben Sie schon im Zusammenhang mit den Protagonisten des Immunsystems kennengelernt. Als es um die regulatorischen T-Zellen ging, stand die Frage nach einer Balance zwischen Immunreaktion und Immuntoleranz im Mittelpunkt. Auch Behandlungsmethoden setzen an dieser regulatorischen Funktion an. So zum Beispiel in der Onkologie der Wirkstoff Imiquimod, der bei einer Vorstufe zu einem Hautkrebs verabreicht wird. Seit bald zwei Jahrzehnten wird dieses Medikament eingesetzt, das lokal das Immunsystem durch eine Aktivierung des Toll-like-Rezeptors 7 der Haut ermuntert, die Zellen gezielt anzugreifen, indem eine entzündliche Reaktion induziert wird.

Vor wenigen Jahren kam ein neues Medikament aus dem Arsenal der Immunmodulatoren hinzu: Vismodegib. Es ist ebenfalls ein Inhibitor, der eine starke Immunantwort des Körpers zulässt. Er wirkt sogar so gut, dass das Mittel vereinzelt als »Sprunginnovation« bezeichnet wird. Vereinfacht gesagt: Sprunginnovationen sind solche Neuerungen, die die

Welt in kurzer Zeit entscheidend verändern und die älteren Prozesse und Produkte von jetzt auf gleich überflüssig machen. Smartphones sind solch ein Beispiel – oder eben Vismodegib. Schließlich besetzt das Medikament den Rezeptor des sogenannten Hedgehog-Signalwegs, den bestimmte Tumorzellen benutzen, um sich rasant zu vermehren. Nun mag Vismodegib keine so medienwirksame Karriere hinlegen wie die jeweils neueste Handygeneration – für jene etwa 170 000 Neuerkrankten pro Jahr in Deutschland aber ist es ein großer Hoffnungsschimmer.

Hausmittel

Tilmann wirkte nach meinen Ausführungen erleichtert, aber auch unentschlossen, ob Antibiotika wirklich das Richtige waren bei seinem Dreitageschnupfen. Ich war ganz seiner Meinung und schloss deswegen gleich noch eine flammende Rede zum Nutzen von Hausmitteln an, die zumindest bei harmlosen Infekten gute Alternativen sind. Auch hier muss man natürlich unterscheiden zwischen denen, für die es eine Evidenz gibt, und jenen, bei denen sie fehlt. Evidenz bedeutet: Beweis. Und für vieles, das man angeboten bekommt, ist der wissenschaftliche Beweis der Wirksamkeit eher spärlich. Abgesehen von Tilmanns akuten Beschwerden und der Hilfe von Hausmitteln dagegen konnte ich meinen Mitbewohnern allerdings einige warnende Worte nicht ersparen. In ihrem Alltag verhielten sie sich nämlich häufig eher so, wie es für das Immunsystem gerade nicht empfehlenswert ist.

Tagtäglich beschützt uns unser Immunsystem vor Bakterien, Viren, Pilzen, Parasiten und entarteten Körperzellen. Wir sollten uns bei ihm revanchieren und es so gut wie möglich begleiten. Das Immunsystem pflegen und stärken – das ist das Mindeste, was wir für den treuen Helfer tun können. Und genau das erzählte ich auch meinen Mitbewohnern in der WG, deren gesundheitliche Problemchen und Probleme mit der einen oder anderen Maßnahme sicher zu verbessern waren. Gerade wenn man sich gesund fühlt, möchte man das Immunsystem doch so unterstützen, dass es einen vor der nächsten Infektion bewahrt. Dieses verlockende Ziel bringt jedoch nicht nur spektakuläre Forschungsleistungen hervor, sondern zieht auch Scharlatane an.

Was dichtete schon Christian Morgenstern? »Ein Schnupfen hockt auf der Terrasse, auf dass er sich ein Opfer fasse ...« Gehen Sie in die Apotheke, schauen Sie ins Internet: Kaum beginnt die kalte Jahreszeit, gibt es lauter Fragen hustender und schniefender Menschen auf der Suche nach Linderung. Nun wird der frische Ingwer angeschnitten, auf Vitamin C und Zink-Tabletten vertraut oder Echinacea in Mengen geschluckt. Im Angebot sind homöopathische ebenso wie schulmedizinische Präparate. Und vielleicht kocht Oma auch noch ihre bekannte Hühnersuppe. Die entscheidende Frage aber ist: Was hilft wirklich und was ist sogar schädlich?

Großmutters Rat – Hilfe im Akutfall

Nehmen wir das Beispiel einer Erkältung, wie sie uns alle mal erwischt. Gerade in diesem Fall ist das Angebot an Mitteln groß.

Blühende Hilfe? – Echinacea

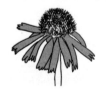

Purpurrot verlockend anzusehen, blüht der Sonnenhut im Garten – heilsam soll er auch sein. Schon verschiedene indigene Völker Nordamerikas nutzten ihn, wenn sie eine Erkältung plagte, aber auch für viele andere Zwecke. Im Labor konnte gezeigt werden, dass der Extrakt der Echinacea-Blüte CD4-T-Helferzellen und CD8-Killerzellen sowie Makrophagen aktiviert. Das wusste Gerhard Madaus, der 1938 das erste Echinaceapräparat in Europa kommerziell vermarktete, allerdings noch nicht. Trotzdem fand sein »Echinacin« reißenden Absatz. Seine Wirkung bei Erkältungskrankheiten ist jedoch gar nicht erwiesen. Fast drei Dutzend kontrollierte Studien mit beinahe 5000 Teilnehmern wurden bisher zur Wirksamkeit von Echinacea durchgeführt, ohne eindeutiges Ergebnis. Zugelassen ist es trotzdem, es schadet also der Gesundheit vermutlich nicht – nur dem Geldbeutel. Ob es hilft, ist trotzdem fraglich – zumindest wenn man den Placeboeffekt außen vor lässt.

Mit Kügelchen fürs Immunsystem? – Homöopathie

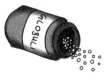

Ein Mittel, das normalerweise Schnupfensymptome hervorruft, soll in extremer Verdünnung den Körper so umstimmen, dass die Symptome beim Ausbruch des Schnupfens gelindert werden. Dieses Argument besitzt offenbar eine gewisse Überzeugungskraft, denn der Handel mit Globuli ist ein wirtschaftlicher Blockbuster. Zwar existieren eindrucksvolle Erfahrungsberichte, aber es gibt keine einzige Studie, die die Wirkung von Globuli belegt. Das ist reine Suggestivkraft. Gefährlich wird es bei wirklich ernsten Erkrankungen. Hoffen auf Besserung ist da nicht ratsam, wenn nicht sogar tödlich.

Wer ansonsten den Placeboeffekt teuer bezahlen möchte, darf das natürlich tun, denn schaden tut es nicht.

Heiße Zitrone? – Vitamin C

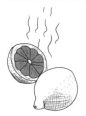

Eine Tasse heißer Zitrone – das heißt, heißes Wasser plus Zitronensaft – ist die alltagstaugliche Erscheinung einer Vitamin-C-Gabe. Die ist zwar auch in Form von Tabletten oder Ähnlichem möglich, aber die heiße Zitrone hat einen Vorteil: In ihr wirkt nicht nur der chemische Stoff Ascorbinsäure, der ist für die aktuelle Erkältung sogar weniger wichtig. Für hier und jetzt zählt: Die Temperatur des Getränks bringt den Körper zum Schwitzen und der Wasseranteil versorgt ihn mit Flüssigkeit, die für alle Transportvorgänge im Körper wichtig ist. Außerdem stimuliert die Zitrone den Speichelfluss, der viele antibakterielle Bestandteile enthält und somit direkt Erreger im Mund abtötet. So weit zur unmittelbaren Wirkung.

Mittel- und langfristig ist die heiße Zitrone aber genau wegen jener Ascorbinsäure empfehlenswert. Der Wirkstoff ist ein Radikalfänger und hat eine antioxidative Wirkung. Die Säure deaktiviert reaktive Sauerstoffmoleküle, die zum Beispiel auch beim Altern entstehen. Es wird angenommen, dass Vitamin C die Phagozytenmembran vor oxidativen Angriffen schützt. Dadurch wird die Funktionsfähigkeit dieser Fresszellen verbessert – ein klarer Pluspunkt im Kampf gegen Erreger. Im Labor wurde auch schon bewiesen, dass Vitamin C die Komplementkaskade aktiviert und dadurch eher Bakterien markiert und abgetötet werden können. Inwieweit die Vitamin C-Einnahme tatsächlich zur Bekämpfung und Vorbeugung von Krankheiten hilft, ist umstritten. In Studien konnte nur ein moderater positiver Effekt gezeigt werden.

Nichtsdestotrotz ist Vitamin C lebensnotwendig. Am besten sieht man das, wenn man sich jene Erkrankung anschaut, die durch Vitamin-C-Mangel ausgelöst wird: Skorbut. Jahrhundertelang war das ein gefürchtetes Leiden, besonders auf langen Schiffsfahrten, auf denen man sich früher vor allem von eingesalzenem Brot und Zwieback ernährte. Durch den Vitaminmangel kam es zuerst zu Zahnfleischbluten, im schlimmsten Fall zum Ausfallen der Zähne. Außerdem wurden die Betroffenen anfällig für Infektionskrankheiten, ihre Wunden heilten schlechter und bildeten so ein Einfallstor für Erreger, die froh waren, die Hautbarriere nicht mehr überwinden zu müssen. Auch Hautblutungen kamen vor.

Skorbut war bis ins 18. Jahrhundert die häufigste Todesursache bei Seefahrern. Kein Wunder, dass der Schiffsarzt James Lind dieser Erkrankung 1747 auf den Grund gehen wollte. Er nahm zwölf Seeleute, die unter Skorbut litten, und teilte sie in sechs Gruppen zu je zwei Personen auf. Jeder Gruppe gab er zusätzlich zu den üblichen Nahrungsrationen einen weiteren speziellen Nahrungsmittelzusatz: Obstwein, Schwefelsäure, Essig, Gewürze und Kräuter, Seewasser sowie Orangen und Zitronen. Er bemerkte, dass sich der Gesundheitszustand derer, die Orangen und Zitronen erhalten hatten, rasch besserte. Es dauerte allerdings noch ziemlich lange, bis sich seine Erkenntnis flächendeckend durchsetzte. Den Anfang machte die britische Marine 1795. Sie setzte Zitronensaft als festen Bestandteil der Nahrungsration auf den Speiseplan. Andere zogen nach, sodass Skorbut abgesehen von wenigen Ausnahmen in der westlichen Welt nach und nach verschwand. Bis heute ist die Krankheit aber eng mit Unterernährung im Allgemeinen verknüpft und daher in vielen Ländern des globalen Südens noch weit verbreitet.

Was Oma schon wusste? – Hühnersuppe

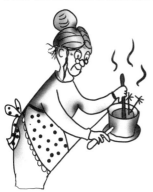

Wenn Oma einen betüddelt und es wirklich gut mit einem meint, ist der Vorschlag, dass eine Hühnersuppe jetzt genau das Richtige sei, bestimmt nicht weit. So eine Suppe ist voll von Vitamin C, Vitamin E und Zink. Zusätzlich gibt es Anhaltspunkte, dass ein bisher nicht identifizierter Stoff in der Hühnersuppe – die dafür lange geköchelt werden muss –, die Neutrophilen hemmt und damit entzündungshemmend ist. Zusätzlich enthält die gute Suppe die Eiweißbausteine Cystein und Carnosin, die nicht nur – zumindest im Labor – die Immunfunktionen einiger Zellen steigern, sondern auch schleimlösend wirken.

Die gesunde Wurzel? – Ingwer

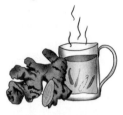

Schon die Ärzte im alten China schätzten die heilende Wirkung von Ingwer, er spielt in der Traditionellen Chinesischen Medizin – und nicht als Wundermittel – eine gewichtige Rolle. Falsch machen kann man mit der Wurzel sicher nichts: Ingwer ist reich an ätherischen Ölen, die den charakteristischen Geruch erzeugen, und an Gingerolen, Scharfstoffen in der frischen Wurzel. Diese Wurzel kann geschält und frisch geraspelt, in Scheiben oder Stücke geschnitten verwendet werden. Ingwer lässt sich aber auch trocknen, mahlen oder als Extrakt kaufen. Ob er eine antivirale und antibakterielle Wirkung hat, ist nicht bestätigt. Aber er regt nicht nur die Durchblutung der Schleimhaut an, sondern fördert damit auch den Speichelfluss und ist schmerzlindernd. Dadurch haben es Krankheitserreger schwerer, sich in den Schleimhäuten festzusetzen. Die Scharfstoffe werden deshalb auch oft als »Natur-Aspirin« bezeichnet und wenn man sie mit heißem Wasser aufgießt und mit Honig süßt, sind sie darüber hinaus auch sehr lecker.

Nicht nur gegen Vampire? – Knoblauch

Nicht nur Vampire haben Angst vor Knoblauch, man könnte meinen, es sei mit Herausforderern des Immunsystems genauso. Beobachtungen zeigen, dass der regelmäßige, sozusagen vorbeugende Genuss von Knoblauch die Erkrankungshäufigkeit in den Wintermonaten senkt. Die sozialen Wirkungen lasse ich einmal außen vor. Der positive Effekt von Knoblauch während einer Erkältung – sozusagen als Akutmedizin – ist jedoch wissenschaftlich bisher nicht belegt.

Man weiß auch grundsätzlich nicht, woraus die langfristige

Wirksamkeit resultiert. Es wird angenommen, dass die entzündungshemmenden und antiviralen Sulfide des Knoblauchs die entscheidenden Wirkstoffe sind. Beide kommen auch in Zwiebeln vor, die ja – oft in Form eines Zwiebelsirups – bei Erkältungskrankheiten ebenso empfohlen werden wie halbe, ums Ohr gebundene Zwiebeln bei Ohrenschmerzen. Neben jenen Sulfiden enthält Knoblauch Vitamin A, B und C sowie viele Mineralstoffe wie Kalium, Jod, Selen, Kalzium, Zink, Magnesium und Eisen. Vermutlich wirkt sich alles zusammen positiv auf den Organismus aus. Vorsicht ist trotzdem geboten: Knoblauch kann auch – sogar recht häufig – allergische Reaktionen hervorrufen.

Gut gewickelt? – Wadenwickel

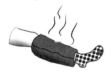

Wenn der Botenstoff Interleukin-6 den inneren Temperaturregulator nach oben adjustiert, gibt es Fieber. Fieber ist etwas Gutes, da die chemischen Prozesse die Vermehrung der Blutzellen und die Abwehrreaktionen des Immunsystems verbessern. Makrophagen und dendritische Zellen zeigen eine verbesserte Funktion. Tatsächlich fördert Fieber auch die Migration der T-Zellen in das Entzündungsgeschehen.

Doch: Fieber ist für das Immunsystem nur bis zu einem bestimmten Grad gut. Steigt das Fieber zu stark an, fällt das Immunsystem in seiner Funktionsweise wieder ab. Das bedeutet: Eine Senkung des Fiebers ist nur sinnvoll, wenn es zu hoch ist. Ansonsten verlängert sie das Krankheitsgeschehen. Aber was ist zu hoch? Bei einer Körpertemperatur über 37 Grad Celsius spricht man von erhöhter Temperatur, ab 38 Grad von Fieber, ab 39 Grad von hohem Fieber. Letzteres sollte vermieden werden. Der Wadenwickel ist dafür ein geeignetes Hausmittel, denn er kann die Temperatur um bis zu 1,5 Grad senken. Wadenwickel bewirken Wärmeentzug durch Verdunstungskälte. Dazu werden zwei Tücher in lauwarmem Wasser getränkt und um die Unterschenkel gewickelt. Die Feuchtigkeit aus den Wickeln verdunstet, Kälte entsteht und die Temperatur des Körpers geht nach unten. Fiebersenkende Mittel schaffen das Gleiche, doch Wadenwickel sind eine schonendere Art.

Unverzichtbarer Enzymbaustein? – Zink

Das Spurenelement Zink ist Bestandteil von vielen Enzymen, die im Körper aktiv sind. Auch für die Enzyme des Immunsystems spielt es eine wichtige Rolle, ja, es ist sogar unverzichtbar. Zink wirkt vor allem auf das angeborene Immunsystem, indem es überschießende Immunreaktionen hemmt. Das ist dann gut, wenn eine Entzündungsreaktion aus dem Ruder läuft. Bei einer Metaanalyse von 16 Studien zeigte sich, dass bei Kindern die Einnahme von Zinkpräparaten über ein halbes Jahr zu deutlich weniger Erkältungen und kürzeren Fehlzeiten in der Schule führt. Zu viel sollte man jedoch nicht nehmen, da es auch Nebenwirkungen wie Mundtrockenheit, Übelkeit und Erbrechen haben kann.

Jedoch ist Zink nicht nur für Erkältungsgeplagte relevant, sondern in einigen Studien deutet sich an, dass es Neurodermitikern bei der Linderung ihrer Erkrankung helfen könnte. Weil Zink für bestimmte Umbauvorgänge in der Haut zuständig ist, ist es wichtig, dieses Spurenelement ausreichend zuzuführen.

Nicht nur Lachen hält gesund –
Eine immununterstützende Lebensweise

Wenn Lachen und Küsse nicht grundsätzlich helfen würden, um sich im Leben und seinem Körper wohler zu fühlen, gäbe es vermutlich weder Clowns noch derartige Liebesbekundungen. Doch ob Sie es glauben oder nicht: Beides hat handfeste immunologische Vorteile. Und auch noch ein paar andere vorbeugende Maßnahmen für eine immungesunde Lebensweise kann ich Ihnen empfehlen.

Lachen ist gesund
Diesen Begriff sollten Sie für einen Besuch bei *Wer wird Millionär* in petto haben: Gelotologie. So heißt die Lachforschung – und zwar in ihrer physiologischen und psychologischen Dimension. Sie begann damit, dass sich William Finley Fry, ein emeritierter Professor der kalifornischen Stanford University, in den 1960er-Jahren *Dick-und-Doof*-Filme mit einer Kanüle im Arm anschaute, da er herausfinden wollte, was intensives Lachen mit seinem Körper machte. Diesen Versuchsaufbau nahm der Wissenschaftler Lee Berk von der Loma Linda University in Kalifornien auf. Er ließ Männer eine Stunde lang ein lustiges Video schauen und entnahm ihnen alle zehn Minuten Blut. Allein die Erwartung einer lustigen Szene erhöhte die Menge des Glückshormons Beta-Endorphin und das an der Immunabwehr beteiligte

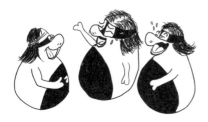

Wachstumshormon HGH. Weiter fanden die Forscher heraus, dass durch Lachen die natürlichen Killerzellen und andere Immunzellen im Blut zunehmen und auch nach Tagen noch erhöhte Werte festzustellen sind. Da liegt es nahe anzunehmen, dass Lachen das Immunsystem stärkt. Nichtsdestotrotz fehlt bis heute der endgültige Beweis, dass häufiges Lachen vor Infektionskrankheiten schützt oder das Immunsystem unterstützt. Denn weitere Studien konnten Teile dieser Forschung nicht bestätigen. Es ist jedoch erwiesen, dass ein insgesamt glücklicher und stressresistenter Mensch seltener krank ist. Warum das so ist, ist bisher nicht bekannt.

Vielfalt ist besser – Küssen

Auch beim Küssen geht es nicht nur um immunologische, sondern auch um psychologische Effekte. Aber hier wende ich mich den nachweisbaren Wirkungen auf das Immunsystem zu.

Beim Küssen begegnen wir Bakterien, Viren, möglicherweise sogar Pilzen oder Parasiten in großer Zahl. Das ist sogar wissenschaftlich bewiesen, denn niederländische Wissenschaftler haben ein entsprechendes Zungenkussexperiment durchgeführt, inklusive vorab verabreichtem Bakteriencocktail, dessen Wirkung dann im Mund des Kusspartners durchgezählt wurde. Das Ergebnis: 80 Millionen. Doch bevor Sie sich jetzt angewidert von einer der schönsten Sachen der Welt abwenden, lassen Sie mich Ihnen eine neue Perspektive dieses intensiven Austauschs zeigen. Intensives Küssen mehrmals täglich sorgt für eine ähnliche Mundflora beider Partner. Das ist per se egal, aber dass diese Mundflora aus den ursprünglich getrennten Umgebungen beider besteht, sorgt für größere Vielfalt. Und die tut dem Immunsystem gut – Sie erinnern sich doch an die Vorteile einer reichhaltigen Immunbibliothek. Dass parallel Glückshormone im Verdacht stehen, Abwehrzellen zu unterstützen, und Stresshormone sinken, sind zwei positive Nebenwirkungen, die man nicht vergessen darf.

Alles in Bewegung – Sport

Es gibt einige Studien zur Wirkung von Sport auf das Immunsystem. Darin wird die positive Wirkung von Bewegung deutlich. Wenn es auch noch Forschungsbedarf zur Immunität gegen bestimmte Krankheiten durch sportliche Aktivität gibt, so bestehen doch schon einige belastbare Annahmen. Eine ist, dass körperliche Aktivität, die zu einer höheren Atemfrequenz führt, helfen kann, Bakterien aus der Lunge und den Atemwegen zu spülen. So verringert sich das Erkältungsrisiko. Bewegung verursacht zudem nachweisbar Veränderungen bei Antikörpern und weißen Blutkörperchen. Sie sind aktiver im Körper unterwegs und die gute Durchblutung regt ihre Verteilung an, sodass Erreger rascher erkannt werden. Allerdings weiß man nicht sicher, ob diese Veränderungen auch dazu beitragen, Infektionen zu verhindern. Der kurzzeitige Anstieg der Körpertemperatur während und direkt nach dem Training könnte das Wachstum von Bakterien behindern, sodass mögliche Infektionen in Schach gehalten werden. Das ist in etwa mit Fieber vergleichbar, wobei Sie im Falle einer akuten Erkrankung auf sportliche Anstrengung verzichten sollten.

Und: Wie schon beim Lachen und Küssen gilt, dass bei den meisten Sportarten das Level an Stresshormonen sinkt. Sie aber stehen im Verdacht, Krankheiten zu begünstigen. Ein moderates Trainingsprogramm, beispielsweise mit Fahrradfahren, Joggen oder Spaziergängen, Fitnessstudio, Wandern oder Schwimmen hilft Ihnen nicht nur, sich besser zu fühlen, sondern auch noch, Ihr Immunsystem nachhaltig zu stärken.

Ein bisschen Dreck hat noch keinem geschadet – Hygiene

Gerade in Pandemiezeiten ist wohl auch dem Letzten klar geworden, welch wichtige Rolle Hygiene für die Unterstützung unseres Immunsystems spielt. Allerdings, was dabei aus dem Fokus gerät: Das gilt in beide Richtungen. Zu viel Hygiene schadet ebenso wie zu wenig. Immer geht es darum, die Erregerlast genau so zu dosieren, dass das Immunsystem weder unterfordert noch überfordert ist. Im ersten Fall sucht es sich nämlich vor lauter Langeweile ungute Beschäftigungen, im anderen Fall werden wir krank. Ein wenig kompliziert wird die Sache dadurch, dass eine krank machende Erregerlast für jeden Eindringling anders aussieht. Während die Immunologie davon ausgeht, dass bei Ebola schon einige wenige Viren ausreichen, braucht es für andere Krankheiten schon eine größere Anzahl von Erregern, damit der Mensch erkrankt.

Es gibt verschiedene Übertragungswege für Erreger. Damit das Immunsystem nicht übermäßig zu tun bekommt, gilt es also, einige dieser Wege mit Hygienemaßnahmen zu durchkreuzen. Klar, dass man Schmierinfektionen anders begegnet als Tröpfcheninfektionen, und beide vermeidet man wiederum anders als Lebensmittelinfektionen.

Angewandter Infektionsschutz – Hände waschen

»Hände waschen, Hände waschen, muss ein jedes Kind. Hände waschen, Hände waschen, bis sie sauber sind ...« So beginnt ein beliebtes Kinderlied, das – wie so viele – sicher einen pädagogischen Hintergrund hat. Spielerisch wird hier eine grundlegende Hygieneregel eingeübt, die in allen Alltagssituationen – also nicht im Zuge einer akuten Erkrankung – vollkommen ausreichend ist, um die meisten Keime auf ein Maß zu reduzieren, mit welchem unser Immunsystem spielend fertigwird. Dazu reichen warmes Wasser und handelsübliche Seife vollkommen aus.

Desinfizierende Waschzusätze braucht es in diesem Fall nicht. Die können aber dann hilfreich sein, wenn die bedingt viruzide oder bakterizide Wirkung dieser Hausmittel nicht ausreicht: für Menschen bestimmter Berufsgruppen, in der Öffentlichkeit oder wenn beispielsweise ein Magen-Darm-Keim gerade die eigene Familie heimsucht. Dann braucht es Mittel, die nicht nur behüllten, sondern auch unbehüllten Viren den Garaus machen und mit Sporen bildenden Bakterien, Parasiten oder Pilzen gleichermaßen zurechtkommen.

Diese Erkenntnis verdanken wir dem »Retter der Mütter«, Ignaz Semmelweis, der Mitte des 19. Jahrhunderts an der Wiener Geburtshilflichen Klinik tätig war. Er beobachtete, dass Frauen, die ihr Kind im Krankenhaus bei Ärzten bekamen, die gleichzeitig Kranke und an Krankheiten Verstorbene berührten, häufig am Kindbettfieber starben. Auf der Suche nach einer Möglichkeit, das zu verhindern, führte er verbindlich die Waschung der Hände und Unterarme aller Beteiligten und des Materials mit Chlorkalk ein. Davon hätte aber nie jemand etwas erfahren, wenn nicht ein guter Freund Semmelweis immer wieder zur Veröffentlichung aufgefordert hätte. In der 1860er-Jahren setzte sich sein Vorgehen an einzelnen Kliniken durch. Erschwert wurde es aber dadurch, dass Semmelweis nicht zu erklären vermochte, woher das Kindbettfieber kam – von Bakterien und anderen Erregern wusste er nichts. Die Ehre dieser Entdeckung kam anderen zu. Doch Händewaschen und Flächendesinfektion aufgrund empirischer Evidenz einzuführen – das war das Verdienst von Ignaz Semmelweis.

Keimschleudern ade – Flächendesinfektion

Wie auch beim Händewaschen geht es bei der Flächendesinfektion um eine Reduktion der Erregerlast auf sogenannten Kontaktflächen. Ein eingängiges Beispiel: Türklinken und

Treppengeländer an stark frequentierten Orten sind wahre Keimschleudern. Hier lagern sich Viren und Bakterien besonders gern ab und werden von der nächsten Hand gleich wieder aufgenommen. Und auch im privaten Bereich können sich Keime über die gemeinsame Nutzung von Flächen – man denke an Klo, Wasserhahn und Tisch – rasch verbreiten.

Kein Wunder, dass Desinfektionsmittel eine immer größere Rolle spielen. Mittlerweile sind damit nicht mehr nur Flüssigkeiten gemeint, sondern zunehmend wird eine Entkeimung beispielsweise auch mit UV-Licht durchgeführt. Doch gerade hier kann zu viel des Guten auch gefährlich sein. Wer seine Umwelt systematisch keimfrei macht, hindert seinen Körper daran, ein gesundes, das heißt auch vielfältiges Mikrobiom auszubilden. Besonders wichtig ist das bei Kindern. Den starken Anstieg von Allergien und Autoimmunreaktionen führen Immunologen auf das Problem einer zu sauberen Umwelt zurück. Man kann es in den meisten Situationen mit Oma halten, die schon immer meinte: »Ein bisschen Dreck kann nicht schaden.« Aber eben im richtigen Maß.

Designerstücke – Masken

Schon lange bevor Menschen etwas von Keimen wussten, als sie noch an kosmische Einflüsse, krank machende Gerüche und die Sünde glaubten, taten sie intuitiv oft das Richtige. Bei Krankheitsausbrüchen verwendeten sie Masken. So reduzierten sie die Weitergabe von Aerosolen, kleinen Tröpfchen in der Luft, die Erreger übertragen können.

Der Pestdoktor mit seiner langen Schnabelmaske, in der sich wohlriechende Kräuter befanden, erzielte eine – wenn auch geringe – Schutzwirkung durch die physische Barriere und vielleicht auch den Abstand, den die Form der Maske mit sich brachte. Während sein Vorgehen aus heutiger Sicht noch eher intuitiv zu nennen ist, zeigen aktuelle Studien, welch hohe Wirksamkeit moderne Masken haben. Kein Arzt würde heute ohne Maske an einem Operationstisch stehen, und

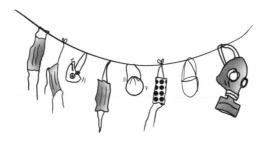

ebenso können Masken in Situationen wie der Coronapandemie auch in unser aller Alltag helfen, das Infektionsgeschehen einzudämmen.

Vorbehalte und Akzeptanz gegenüber Masken sind übrigens vornehmlich kulturell bedingt. Während das Tragen von Alltagsmasken im ostasiatischen Raum schon seit vielen Jahren üblich ist, galt es im Rest der Welt bis zur Coronapandemie als außergewöhnlich und ließ den Verdacht entstehen, der Träger sei selbst schwer erkrankt. Es war ein Stigma und nicht das Zeichen gemeinsamer Gesundheitsvorsorge.

Bis hier und nicht weiter – Abstand halten

Erinnern Sie sich noch an Ihre Ferienlageraufenthalte? Womöglich wurde Ihnen eingebläut, nicht jede Nacht die Betten zu tauschen. Und die Eltern bekamen am Ende der Ferienzeit nicht nur ihr Kind zurück, sondern auch einen Zettel in die Hand mit dem Hinweis, auf Anzeichen eines Läusebefalls zu achten. Kein Wunder, waren die lieben Kleinen doch einige Zeit in großer Gruppe, die Köpfe geheimnisvoll zusammensteckend, unterwegs gewesen. Ein Paradies für Läuse, die darauf angewiesen sind, dass man nur wenig Abstand hält.

Die meisten Erreger kommen von allein nicht weit. Sie brauchen Transportsysteme – die schon genannten Übertragungswege. Unter oft tatkräftiger Mithilfe von Händen, Atemluft und Ähnlichem bewegen sie sich über kürzere oder längere Strecken. Jemanden, den ich mit einem Kopfnicken – oder

der japanischen Variante Rei, der Verbeugung – begrüße, verschone ich von allen Erregern, die sich auf meinen Handflächen tummeln. Wenn ich mich beim Niesen wegdrehe, puste ich die Erreger meinem Gegenüber nicht in Nase und Mund, wo sie sich fröhlich ins Körperinnere aufmachen.

Besser nicht! – Was man vermeiden sollte

Mit Blick auf meine WG-Mitbewohner wollte ich es aber nicht bei Tipps für sinnvolle Hausmittel belassen. Wenn ich mich so in der Wohnung umschaute, war es wohl noch wichtiger, deutlich zu sagen, was dem Immunsystem das Leben schwer machte.

Eine Pille für alles? – Multivitaminpräparate

Es gibt sie in unterschiedlicher Zusammensetzung. Für Kinder, Jugendliche, Frauen und Männer, ältere Personen. Mal mit mehr Folsäure, mal mit extra Vitamin-E-Anteil. Das Geschäft mit den Präparaten läuft blendend. Schaut man sich jedoch die Studien zu Multivitamintabletten an, ergibt sich ein ganz anderes Bild. Die Auswirkung von Multivitamintabletten und insbesondere die der Antioxidantien wie Vitamin A, C und E auf die Lebenserwartung hat das Cochrane-Netzwerk genauer angesehen, ein Zusammenschluss von Wissenschaftlern und Medizinern. In einer Metastudie hat es alle Studien zu diesem Thema bis 2011 ausgewertet und dabei herausgefunden: Die regelmäßige Einnahme von Nahrungsergänzungsmitteln erhöht die Wahrscheinlichkeit, frühzeitig zu sterben bei gesunden Menschen. Schuld daran sind in erster Linie Beta-Carotin – bekannt dafür, vor allem bei Rauchern und Menschen mit Asbest-Exposition das Lungenkrebsrisiko zu erhöhen – sowie eventuell Vitamin E. Im gesunden Menschen sind bei normaler Vitaminzufuhr durch Lebensmittel diese Negativeffekte minimal, im Vordergrund stehen die vielfältigen positiven Wirkungen der Vitamine. Doch das Ergebnis einer regelmäßigen zusätzlichen Einnahme durch Präparate ist nichts als »teurer Urin«. Denn nur in seltenen Fällen liegt wirklich ein Mangel vor, der behandelt werden muss. Über den schafft aber nur ein Blutbild beim Arzt Klarheit.

Zu Tode geglimmt – Rauchen

Rauchen hat einen starken Effekt auf verschiedene Bereiche des Immunsystems. Ganz naheliegend: Über die Lungen tritt der Körper mit vielen fremden Substanzen und Erregern in Kontakt. Zigarettenrauch erhöht deshalb die Anzahl der in der Lunge sitzenden Fresszellen, der alveolären Makrophagen, um ein Vielfaches. Sie sind für eine erste Immunantwort zuständig, packen Lysozym – das Hackebeil – und weitere Stoffe aus, um den gefährlichen Partikeln die Stirn zu bieten. Dabei haben sie einen unangenehmen Nebeneffekt. Sie zersetzen nach und nach das Bindegewebe, wodurch sich die Lunge an diesen Stellen übermäßig aufblähen kann. Das ist ein Anzeichen einer chronisch-obstruktiven Bronchitis, der gefürchteten Krankheit COPD.

Und obwohl die alveolären Makrophagen sich vermehren, zeigen sie eine heruntergesetzte Funktion. Sie fressen nicht mehr so viele Erreger, sodass sich *Staphylokokkus aureus* und Konsorten besser ausbreiten können. Zusätzlich setzt der Zigarettenrauch die Aktivität der natürlichen Killerzellen herab, das bedeutet, dass sie seltener Lungenkrebszellen erkennen können. Warum das so ist, weiß man noch nicht genau. Aber der im Labor gezeigte Zusammenhang mag den Grund dafür enthüllen, warum das Lungenkrebsrisiko bei Rauchern erhöht ist.

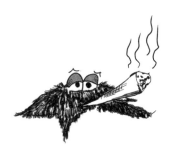

Doch Raucher sind nicht nur durch die chronische COPD und durch Lungenkrebs gefährdet. Sie haben auch ein viel höheres Risiko, an der Grippe zu sterben. Das liegt zum einen daran, dass Zigaretten zwar die Anzahl der weißen Blutkörperchen erhöhen, ihre Funktion aber deutlich verschlechtern. Studien zeigen, dass Raucher weniger Antikörper gegen Grippe bilden, diese schneller wieder abgebaut werden und auch die T-Helferzellen nach einer Stimulation nicht so richtig auf Trab kommen. Welche Stoffe im Zigarettenrauch genau dafür verantwortlich sind, ist nicht geklärt. Schließlich werden mit dem Rauch rund 4500 Stoffe aufgenommen, von denen viele als Modulator der Immunfunktion agieren können. Der bekannteste, das Nikotin, hat nachgewiesenermaßen einen insgesamt schwächenden Effekt auf das Immunsystem, indem es die Weitergabe der Aufbruchssignale in den T-Zellen behindert. Neben dieser direkten Wirkung sehen Immunologen und Neurobiologen auch eine indirekte: Nikotin wirkt auf das zentrale Nervensystem, das Gehirn, und steht daher auch im regen Austausch mit dem Immunsystem. So sorgt es für die Ausschüttung verschiedener Botenstoffe, zum Beispiel des immunsuppressiv wirkenden Kortisons.

Das benebelte Immunsystem – Alkohol
Frischer schwarzer Friesentee, ein guter Schuss Rum und Kandiszucker: Ein Grog wird als perfektes Erkältungsgetränk gepriesen. Dabei ist Alkohol denkbar schlecht für das Immunsystem. Er lähmt – natürlich nur im übertragenen Sinne. Um die genaue Wirkung von Alkohol auf das Immunsystem zu belegen, haben Wissenschaftler der Loyala University Chicago einen feuchtfröhlichen Versuch unternommen. Junge, gesunde Männer und Frauen erhielten vier oder fünf Shots Wodka. Nach 20 Minuten stellten die Forscher bei den Probanden eine erhöhte Immunaktivität fest. Die Produktion dreier Arten von Immunzellen war angestiegen: Leukozyten, Monozyten und natürliche Killerzellen. Zwei und fünf

Stunden später zeigte sich ein entgegengesetzter Effekt: Es konnten weniger Monozyten und natürliche Killerzellen nachgewiesen werden, dafür eine höhere Konzentration verschiedener Zellen, die das Immunsystem drosseln. Tatsächlich haben frühere Studien bereits gezeigt, dass der Konsum hoher Alkoholmengen anfälliger für Lungenentzündungen und andere Infektionen macht. Diese Studie belegt nun, warum das so ist. Auch wenn die Laune nach Grog vielleicht gehoben ist, Erkältungsbeschwerden im angenehmen Nebel verschwimmen und es sich besonders gut schlafen lässt: Ihrem hart arbeitenden Immunsystem tun Sie dabei nichts Gutes.

Bis zum Umfallen – Stress

Für unsere Vorfahren war Stress überlebenswichtig. Sei es auf der Mammutjagd oder im Kampf gegen einen angreifenden Bären – immer mussten sie blitzschnell entscheiden, ob sie kämpfen oder lieber fliehen wollten. Und auch heute ist es durchaus hilfreich, in Windeseile einem Auto ausweichen oder auf einen fiesen Kommentar schlagfertig antworten zu können. Dieser Stress lässt uns nicht nur effizient reagieren, sondern kurbelt auch das Immunsystem an – vor allem die angeborene Immunantwort. Die Anzahl der weißen Blutkörperchen erhöht sich, Fresszellen und besonders die natürlichen Killerzellen werden richtig aktiv. Bestandteile der spezifischen Abwehr, wie etwa T-Zellen, vermehren sich in dieser Phase hingegen langsamer. Schließlich soll sich das Immunsystem auf die unspezifische Abwehr konzentrieren. Dauert der Stress aber länger an, wird gar chronisch, ist das schlecht für unser Immunsystem. Denn während bei akutem Stress nur die spezifische Abwehr gedrosselt wird, leidet bei chronischem Stress sowohl die spezifische als auch die unspezifische Immunabwehr. Beides wird heruntergefahren. Wer kann schon immer in Habachtstellung bleiben?

Wie Sie individuell Stress mindern können, wissen Sie vermutlich. Manchen Menschen hilft Sport, andere schwören auf Entspannungsübungen. Vielleicht ist es bei Ihnen ein Spaziergang in der Natur oder das Lesen eines guten Buches. Das Wichtigste ist, dass Sie es auch tun. Und zwar regelmäßig.

Ist der Stress dauerhaft zu groß und kommt es im Urlaub zur plötzlichen Entspannung, liegt man nämlich schnell mal mit Husten und Schnupfen am Strand. Kein Mythos, sondern bewiesen: Der Stress hat Ihr zunehmend ermüdetes Immunsystem notdürftig in Alarmbereitschaft gehalten. Ihr entspannter Körper nutzt nun die Gelegenheit, sich mit all den aufgestauten Erkrankungen zu befassen. Es gibt sogar einen Namen dafür: Leisure Sickness.

Für eine universelle Gesundheit –
Ein Ausblick

Als ich mit meiner WG etwa um die Jahrtausendwende zusammenhockte und meinen Mitbewohnern die Grundlagen des Immunsystems erklärte, war mir noch nicht klar, dass die Virologie mal mein Steckenpferd und meine Disziplin werden würde. Und erst recht ahnte ich nicht, dass uns eine Pandemie bevorstand, die die gesamte Welt jahrelang in Atem halten würde. Was mich aber damals schon beeindruckte, war die Komplexität unseres Immunsystems. Eine Armee, ein Orchester, das fein aufeinander abgestimmt die tödlichsten Erkrankungen bekämpfen konnte. Während des Medizinstudiums faszinierte mich von Beginn an die Welt der Bakterien und Viren. Jedoch wollte ich als behandelnder Arzt tätig sein. In keinem anderen medizinischen Feld konnte man durch relativ einfache Behandlungen so schnell Erfolge erzielen.

Während einer Famulatur in Fort Portal, Uganda, nahe an der Grenze zur Demokratischen Republik Kongo, erlebte ich hautnah den Erfolg, aber auch Misserfolg des Immunsystems und der infektiologischen Behandlung. Und das hat mich geprägt. Auf der Kinderstation des örtlichen Krankenhauses gab es einen kleinen fünfjährigen Jungen mit schwerer Hirnhautentzündung. Er stand auf der Kippe zu sterben. Die Familie saß um den Jungen herum und flehte, dass man ihm helfen würde. Zum Glück hatten wir das richtige Antibiotikum, und schon drei Tage später saß er aufrecht im Bett und lachte. Als wir die Station betraten, feierten uns die Angehörigen, sie tanzten um uns herum, weinten vor Freude und umarmten uns. Eine Situation, die mich noch heute emotional berührt. Wir hatten es mit einem Erreger zu tun gehabt, der tödlich ist, den man aber heute mit einer Impfung abwenden und mit Antibiotika behandeln kann.

Zeitgleich gab es auf derselben Station ein elfjähriges Mädchen, das an Aids erkrankt war und im Koma lag. Sie hatte eine große Toxoplasmoseinfektion im Gehirn, was bei an Aids erkrankten Menschen leicht passieren kann. Die CD4-Zellen waren bei ihr fast nicht mehr da, und so konnte eine solche Infektion schnell tödlich sein. Als junger Arzt wollte ich sie unbedingt retten. Zu der Zeit gab es bereits gute antiretrovirale Medikamente, aber das Mädchen war dramatischerweise am Point of no Return. Es gab für sie keine Option mehr. Würde man sie jetzt gegen HIV behandeln, würde das Immunsystem alle Erreger auf einmal angreifen, und auch die weiteren infektiologischen Erkrankungen waren bereits zu weit fortgeschritten. Eine frühe antiretrovirale Behandlung hätte ihr ein normales Leben bescheren können.

Ein paar Jahre später arbeitete ich als junger Arzt in der Notaufnahme am Chris-Hani-Baraghwanath-Krankenhaus in Soweto. Es ist das größte Krankenhaus der südlichen Hemisphäre und liegt in einer armen Vorstadt von Johannesburg. Gewalt und Autounfälle bestimmten unsere Arbeit. HIV, Hepatitis C und andere Erkrankungen waren ein ständiger Begleiter. Aber diese Infektionen wurden fast zur Nebensache. Es waren immer 36-Stunden-Dienste gefolgt von 36 Stunden Freizeit. Die Nächte waren hart. In einer Schicht war ich am Arzttisch inmitten der Notaufnahme eingeschlafen, und als ich morgens wach wurde, sah ich aus dem Augenwinkel, wie die Reinigungskolonne Staub zusammenfegte. Grauen, fisseligen Staub. Schlaftrunken fragte ich mich, woher dieser Staub kam. Dann dämmerte es mir: Es war Blutstaub. Staub von getrocknetem Blut von all den Wunden und Verletzungen, die wir in der Nacht versorgt hatten. In diesem Moment wurde mir klar, dass, wenn man das Leid verringern will, man es global angehen muss.

Und ich wusste, dass Impfstoffe das beste, ökonomischste und erfolgreichste Mittel sind, um Infektionen weltweit einzudämmen und zu bekämpfen. Die Pocken, früher tödlich, sind ausgerottet. Polio, Masern, Mumps, Röteln sind auf ein Minimum zurückgedrängt. Da das Immunsystem »nur« trainiert wird und der Körper eine natürliche Abwehr aufbaut, sind im Vergleich mit Erkrankung und Gefahren der Behandlung die Risiken der Impfung gering.

Die Coronapandemie hat uns deutlich gezeigt, dass wir eine Pandemie ebenfalls nur global bekämpfen können. Viren und ihre Mutationen sowie Bakterien kennen keine Grenzen. Ein Virus aus China kann binnen Stunden bei uns sein. Aufgrund der globalen Vernetzung sind Entfernungen wie Frankfurt – Wuhan nur kleine Wegstrecken. Dort, wo viele Menschen zusammenkommen, steigt die Gefahr der Übertragung und das Infektionsgeschehen kann sich innerhalb von Stunden vervielfachen. Eine globalisierte Welt erfordert vernetztes Denken und gemeinsames Handeln. Nur so werden wir auch künftige Infektionskrankheiten und Pandemien in Schach halten können.

Zum Phänomen der Globalisierung gehört aber auch der Nexus von Mensch, Tier und Umwelt, also ein »One Health«-Ansatz, den es braucht, um die Gefahren für die Gesundheit von Mensch und Tier auch nachhaltig zu gewährleisten. Denn durch Klimaveränderungen werden sich Infektionskrankheiten, die schon jetzt die zweithäufigste Todesursache weltweit darstellen, weiter ausbreiten. Insbesondere durch Tiere auf den Menschen übertragene Krankheiten sowie Zoonosen werden extrem durch ein verändertes Klima beeinflusst. Derzeit treten die meisten dieser Infektionen in der Subsahara-Region und Südostasien auf, doch auch in Europa werden sie in Zukunft zunehmen. Hinzu kommt die Einengung der Lebensräume wilder Tiere und der dadurch zunehmend engere Kontakt zwischen Mensch und Tier und eine veränderte Tierhaltung, die die Übertragung von Erregern mit Resistenzen gegen Antibiotika oder sogar neuartige Erreger begünstigt. Erst wenn wir begreifen, dass Artenvielfalt und Lebensraum für Tiere, deren Gesundheit und die Gesundheit der Umwelt eng miteinander verknüpft sind, werden wir in der Lage sein, Pandemien zu vermeiden. Wenn uns die COVID-19-Pandemie eins gelehrt hat, dann, dass nur ein starker Multilateralismus die Auswirkungen zukünftiger Pandemien bändigen kann.

Universelle Gesundheit ist die Grundlage für Wohlstand, Sicherheit und Frieden. Um das zu erreichen, müssen Länder zusammenrücken, Isolationismus bekämpft und Solidarität im Geiste genährt werden. Nur so können die Herausforderungen der Zukunft gemeistert werden. Es gibt nur eine Welt, und wir leben auf dieser Welt gemeinsam. Daher wird unser Erfolg oder Misserfolg in der Bekämpfung von globalen Gesundheitsbedrohungen auch maßgeblich von unserer Fähigkeit zur Gemeinschaftlichkeit abhängen. Daran müssen wir uns, daran muss sich die Welt messen lassen.

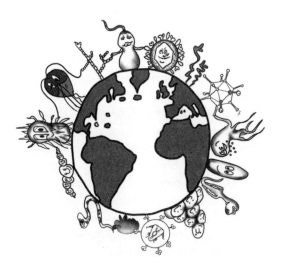

Dank

Bereits als ich 2015 noch in den USA lebte, reifte der Gedanke in mir, über das Immunsystem zu schreiben. Ermutigt von meinem Mann, Paul, sowohl zu schreiben als auch weiter zu zeichnen, ist aus einer Idee dieses Herzensprojekt entstanden. Ohne seine Unterstützung hätte es dieses Buch wohl nicht gegeben.

Die Corona-Pandemie brachte mich dann mit Petra und Wolfram zusammen, die mir immer mit Rat und Hilfe zur Seite standen. Und sie stellten auch den Kontakt zum Piper Verlag her. Ein herzlicher Dank gilt an dieser Stelle dem gesamten Piper-Team, das mir sein Vertrauen, seine Geduld und seine professionelle Unterstützung während der Entstehung des Buches schenkte.

Frau Wolter gebührt ein ganz spezielles Dankeschön für ihre Unterstützung bei der Erstellung des Manuskripts. Sie half nicht nur konstruktiv, sondern dies auch immer mit einer fröhlichen und positiv gestimmten Art.

Eine weitere Inspiration war sicherlich Mischka, der schon immer eine Vorliebe für alle möglichen ausgefallenen Parasiten und sonstiges Kleingetier zeigte und der mir hierzu kritische Anmerkungen gegeben hat.

Danke auch an die Leser und Leserinnen und für die zahlreichen Zuschriften, die mich ermutigt haben, weiterzumachen und Viren und vor allem unser Immunsystem zu erforschen und nun in diesem Werk zu erklären. Ich hoffe, dass Sie alle viel Freude an dem Buch haben werden!

Ein paar Menschen liegen mir ganz besonders am Herzen, und ich möchte bei ihnen für ihre immerwährende Unterstützung bedanken: Annette und Ulrich, Ari, Isa und Hampton sowie Lindsey und Shelly.